U0107462

中里巴人
极简养生法

中里巴人　著

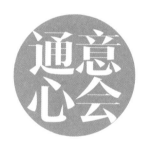

江西科学技术出版社

2019年·南昌

随遇而安，
永远保持年轻的活力

十多年前，我写过一本书，叫《求医不如求己》。这本书主要倡导一个理念——关注疾病不如关注健康，相信自己的自愈潜能，主宰自己的命运，对如何预防疾病、调理身心，分享了一些我的心得体会，得到了朋友们的广泛认同和鼓励。

一转眼十多年过去了，我也从不惑之年到了知天命之年，随着年龄的增大，对衰老的恐惧也相伴而生。如何减缓衰老，让自己保持年轻的活力，成了我关注和思考的主题。我一方面从传统古籍，如《道德经》《黄帝内经》之中获取能量，找到源头活水；一方面在自己的身上反复实践，来印证其中的精要和秘密，产生了许多即时的灵感和实用的经验。我把它们写成短句，以"微博"的形式发表出来。从2011年至今，总结了几百条养生法，与同道的朋友们共享，以期同气相求，意会通心。同时也是警醒自己，生于忧患，安不忘危，对生命要及早进行养护——"常将有日思无日，莫待无时思有时"。

这本书倡导的是随遇而安的生活理念，以简单的方法应对复杂的生活。

如果我们没有多余的时间、空间、精神、体力去锻炼，去健身，也照样可以因陋就简，随时随地保养我们的身体，修复我们的精神，为工作、生活时时储备能量，自强不息。

中里巴人

2019 年 9 月 27 日于北京

目录

Contents

中里巴人
极简养生法

MINIMALIST
YANGSHENG

气顺篇

养生的最终目的
是主宰自己的命运

001 ~ 012

1　养生的方向，是保持年轻

养生是为了实现一个美好的愿望：主宰自己的疾病，主宰自己的健康，进而主宰自己的衰老……最终主宰自己的命运。

养生的方向，是保持年轻，不是延缓衰老；是获得希望，不是摆脱绝望；是登高望远，不是落日余晖。

没有希望，怎么看得远呢？没有愿力，怎么走得远呢？自信才是真正的任性。

养生的目的，就是摆脱无可奈何，

摆脱不由自主，摆脱听天由命，

过一种自由自在、独立自主、心想事成的生活。

活在世间，就得面对一切。健康的身体就是你的勇气，保持健康永远是你的当务之急。

2 气顺是福

养生养的就是天时、地利、人和。

《道德经》说"居善地""与善仁""动善时",《黄帝内经》说"四气调神""生气通天",《诗经》说"永言配命,自求多福"。

福,古义为大顺。《礼记》言:"福者,备也;备者,百顺之名也。"调心顺气,就是自求多福,自然健康自在。养生的核心是顺气,气顺则心安,养的是身内之福。

不想听天由命,就要给自己的命加重量。保重,保重,保持你生命的重量,每天增加一点儿。

肉多不如血多,血多不如精多,精多不如神多。生命之重,有章可循。

陷入烦恼,难以出来的时候,我常想起《金刚经》所说:"应无所住,而生其心。"左右为难、不好选择的时候,我常想起孔子的话:"无可无不可。"

烦恼、忧虑、恐惧会耗费大量的气血。靠吃点儿好的，是补不回来的；几句有用的话，却是补益的"人参"。

有了真实的感觉、真正的愿望；有了真心的流露、真情的表白，才是健康的自己。

3 忙时能忙，闲时能闲，能享受，也能忍受

活着就要有温度，要热而不躁，欲而不贪，有血有肉，有情有义。

面前是剩饭，就吃剩饭；面前是苦活儿，就干苦活儿。不自找苦吃，也不怕吃苦。改变命运，先改变心态，苦中有乐，苦尽甘来。

最好的风水是家和，最大的贵人正是自己。

风水你可以天天营造，贵人你可以时时遇到。

烦恼谁会没有呢？说没烦恼，只是想开了而已。别人放不下的，你放下了；别人在意的，你不在意。尽自己所能，任上天安排。它安排我坐在哪儿，我就坐在哪儿。渐渐地，心就会像城门一样宽了。

琐事是烦恼的滋生地，一件小事想老半天，想清楚了，又能怎样呢？一会儿另一个琐事又来了。想要健康，就要学会放下。

放下，是最简单的事。一想为什么放下，如何放下，就放不下了。

放下，是行动，不是思来想去。要离开，当下走；要拒绝，马上说。自己不想做的事，就不去做，也没有什么理由。人与人有多大的差别？差别只在那一点点的定力。

吃亏是福。吃我所亏，正是补我不足。

努力，往往没有渴望的收获；投资，往往没有预期的回报。就像渔民撒网打鱼，常常是十网五空。捕上鱼来，击掌相庆；拉上空网，也一笑了之。同样都是出海的收获。

人生不如意之事，十有八九。这是世间最平常的事。认定是平常事，就以平常心对待。

把精力投注在自己可以把控的事情上，自然平静从容。寄希望于偶然和侥幸，是赌徒的心理，输赢心里都不安宁。

时不我待，不是世界上的大事等着你去做，而是你时时积聚能量，准备去做大事。

选择取舍，难分优劣，却耗时伤神。随遇而安，是最省心的选择。

看不懂，听不清，想不明的，都不是给你的。

不做慌忙的事。慌不择路，忙中出错，不如不做。

水容易喝，也要先有个杯子；果子易摘，也要先有个梯子。一二三，总要有个顺序。

有福之人，忙时能忙，闲时能闲，

能享受，也能忍受。

4 生活就是取舍，喜欢的留下，不喜欢的舍去

做这件事，就全心想着这件事，这就是正念。

生活中，不做勉为其难的事，不被迫去做，不被动去做，更不主动去做。

日常琐事与伟大事业，对心性的磨炼没有多大区别，修行常在低洼处。

> 生活就是取舍，喜欢的留下，不喜欢的舍去。
>
> 不纠结为什么喜欢，不分析为什么不喜欢。

想做的事，当机立断。反复思虑，犹豫不决，耗费的成本就太大了。

简单重复，最有力量。如滴水穿石，绳锯木断。"学而时习之，不亦说乎？"

不追求"谋事在人，成事在天"，低头做"谋事在己，成事在己"。

学而为己，不为人看。每一步，都是自己的脚步。

把大事拆成小事做，安心做简单的事，大事也就成了小事，难事也就成了易事。

想做成事，就时时刻刻总想着它，总做一点儿。

自信来自于扬长避短，能力取决于兴趣爱好。总是发挥你的长处，别用你的短处去拼争。

彰显你的个性，你就独一无二；磨平你的棱角，你就平庸无能。什么是完美？完美就是你的本来面目。

会一招，就不少；亲自练，才知道。一招就是百招，就像一粒种子，种在地里自会生生不息。

生活，除了自律，没有什么清规戒律。

学会翻篇，学会出离，学会不想，也是一种自律。

5 养足"精气神"，不惊、不怖、不畏

心气不足则易惊，肺气不足则畏难，肾精不足则恐惧。想要不惊、不怖、不畏，先要养足"精气神"。

《黄帝内经》上说"神不慈，则志不悲"。想要"慈悲为怀"，先要精神充足。

什么叫"聚精"？把散乱的能量聚在一处，叫"聚精"。然后精益求精，惟精惟一。

就一点点精力，却关注八方事，精力时时都在耗散。聚精会神，心才能定。

> 身体弱，先做力所能及之事。
>
> 等强壮了，再做艰难之事。
>
> 量力而行，正是养生的前提。

具备在现实中生存的力量，叫有实力；能完成现实中承担的任务，叫务实。想实实在在，生活在现实中，就得有结实的身体、坚实的内心、实用的本事。

6 无功不受禄，借花就献佛，安之若素

知其白，守其黑。在清水中嬉戏，也在污泥里打滚。没有分别心，怎样都开心。

> 不被理解，不被认同，不被接纳，
>
> 是人世间最正常不过的事情，每个人都会遇到。
>
> 求助于自己，专注分内之事，才是处世之道。

信任、期望、误解、质疑、重托和压力一一接过，挪移到"不思议"中。

尊重别人如同尊重自己，尊重常人如同尊重权威，尊重生命如同尊重上天。自尊便能自贵，敬天天必佑之。

别人的命运，你左右不了，老天管着。你能给别人的，只是一份善意。

朋友，敬之如宾，待之如亲，各自独立，和而不同。

对别人的批评、提醒，深以为意。不思他为何批评我，只想我有何修正处。

> 别人有本事，就当作老师；
>
> 别人有过错，就引以为戒。
>
> 生活中有润滑油，有磨刀石，
>
> 都是成长必备。

鼓励我的人，是我的亲人；批评我的人，是我的老师。爱我亲，敬我师，各得其所。

你喜欢别人的好，就收获了好；你挑剔别人的坏，就沾染了坏。

在公司就听领导的，在学校就听老师的，在医院就听大夫的。在别人家里，就听人家的。自己能做主的，就听自己的。

和孩子在一起，就听孩子的指挥；和朋友在一起，就听朋友的号令；和老人在一起，就听老人的教诲。顺从而不屈从，随和而不迁就。

不是我的一文不取，是我的让三分与人。无功不受禄，借花就献佛，安之若素。

直率的人，让你也痛痛快快；简单的人，让你也清清爽爽。与这样的人在一起，没有负能量。

听别人的，是一种生活；自己感觉，是一种生活；既听别人的，又听自己的，也是一种生活。你的能量决定你的生活。

解忧篇

要享受什么样的生活，
就要具备什么样的能量

013 ~ 020

7 人活着，不能光靠意志坚强

人要坦荡。坦者，心平气和也；荡者，能量充沛也。坦荡需身体健康，精力充沛。

> 心气不足，则忐忑不安；
>
> 肝血不足，则烦躁易怒；
>
> 肾阳不足，则易惊善恐。

人活着，不能光靠意志坚强。靠不住。身心扭曲，终不能长久。

8 养足五脏，便能心想事成

鸟善飞，有高有低；鱼善游，有深有浅。先天虽已定，人却可自强。损有余，补不足。经络在身，掌控在我。

人驾车，马拉车；人有心，马有力；人是大脑，马是五脏。养足五脏，便能心想事成。

五脏决定精神。肺强者自律，

肝强者勇猛，肾强者果敢，

脾强者耐劳，心强者坦然。

善养五脏，精神当自强。

想自律，肺气虚，便难长久；想勇猛，肝气弱，便难坚持；想果敢，肾不强，便难决断；想耐劳，脾脏虚，体力难支；想坦然，心神弱，六神无主。马弱不再加鞭，人弱先强五脏。

9 要享受什么样的生活，就要具备什么样的能量

情绪不调，调五脏。各从其欲，皆得所愿。光讲理没用，即使明白了，也做不到。

不是锻炼就长，不是吃好就养，不是努力就成。练的是想练的，吃的是爱吃的，努力是情愿的，身与心合，才能持久，才能成就。

当你的五脏强时，不必"头悬梁，锥刺股"，你会心甘情愿地努力，吃苦耐劳。不仅不觉得勉为其难，还有一种成就感。

明确了一切皆是五脏在背后起作用，心里会变得坦然。不是你不努力，而是背后的五脏无力。只有锻炼五脏，更确切地说是养好五脏，你的愿望才能真正实现。

心起主宰生命的作用，它让脾去做，脾能甘心，人就能吃苦；让肝去做，肝能愿意，人就能耐劳；让肺去做，肺能坚持，人就有毅力；让肾去做，肾能精进，人就能力强。

尽心尽力、全心全意地去养五脏，一切都将随之改变。

想成为什么样的人，进入什么样的世界，享受什么样的生

活，就要具备什么样的能量。五脏就是五家"银行"，各具不同的资本。喜怒忧恐悲，性情义智理，皆出于此。

脾的力量，肌肉的力量；肝的力量，筋的力量；肺的力量，气的力量；肾的力量，骨髓的力量；心的力量，意念的力量。你的身后站着一排排巨人，你只是个摆设。

心下有水，就恐惧；胸中有痰，就烦躁；体表有寒，就畏缩；肋间有气，就恼怒。性情古怪，脾气不好，常常归罪于个人修养，其实是痰、湿、寒、气在作怪。心，是身体里最大的穴位，开心就是点穴，且点在了总穴上。

心肾，命之格局；肺心包，运之气势；肝脾，百味人生。

了解五脏所主、所生、所克、所用、所行，便可调养五脏之力。

你的情绪，你的思虑，你的决断，背后都有五脏之力，你"身不由己"。

小事为忧，大事为虑。浅思为想，深思为谋。脾主忧思，肝主谋虑。人无远虑，必有近忧。

10 五情皆是能量

五脏主五情：肝主怒，肺主悲，脾主思，肾主恐，心主喜。五情皆是能量，调和则皆为动力，偏过则伤害身心。知足常安，知止不殆。

肝主怒，肺主悲。黛玉肝旺肺弱，善怒而常悲。常悲则耗肺气，善怒则耗肝血。肺气弱则肝血无制，故血妄行则咯血。

五脏本是一体，五脏强，五情皆旺；五脏虚，五情皆乱。所谓肝旺肺弱，不过是偏旺虚火。

智力、体力、毅力成就了一架精密的机器，加上活力，才成了快乐的人。

活力来自于心肾，是愿力和精神的结合。

智力、体力、毅力、愿力、精神，皆出于五脏的本力。

知道各种力的来源，便能知道如何调动、如何使用、如何激发、如何节省、如何储藏。

11 母爱比手法重要

给小儿按摩，要用温暖的手掌，在皮肤上转圈轻揉。后背的脊椎，前面的胸腹，平缓而舒适。孩子感知极好。母爱比手法重要。

对幼儿的按摩，妈妈的吮吸是最便捷的法宝——在幼儿前胸后背的穴位上，使劲亲一口，亲出红印来就大功告成了。食积亲中脘，风寒亲大椎，哪儿不舒服，都可以亲一口。这是最高明的按摩。

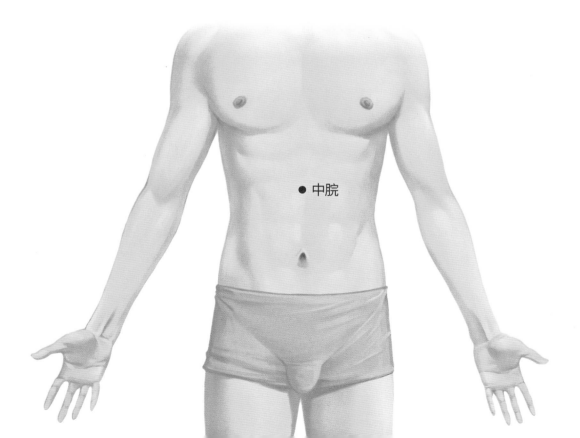

● 中脘

孩子刚刚还哇哇大哭，转眼就破涕为笑，早忘了刚才为何而哭，现在因何而笑。一颗童心，无忧无虑。

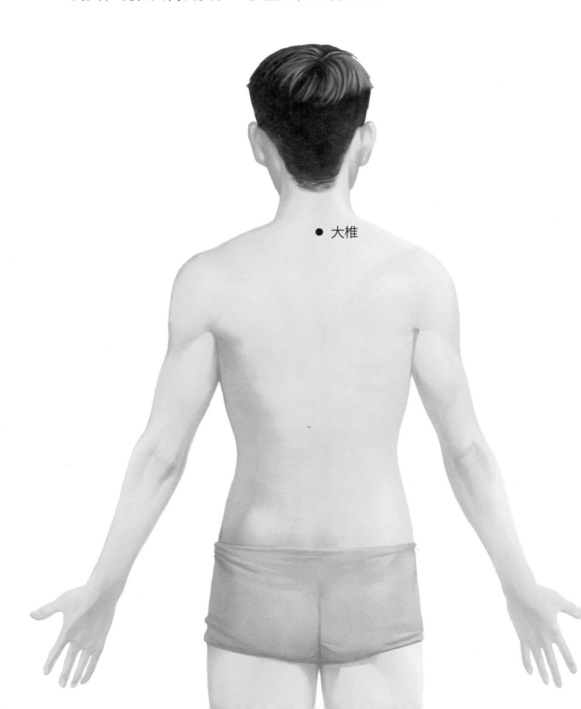

大椎

强壮五脏六腑篇

五脏，这五大"银行"
储藏着身体的本钱

021 ~ 042

12 心强五脏强，胃强六腑强：
强心先通膻中，强胃先通中脘

心主五脏之神，胃为"五脏六腑之海"，一脏一腑，通调全身。养生当求其本，则事半功倍。

强五脏，先强心，心强五脏强；强六腑，先强胃，胃强六腑强。强心先通膻中，强胃先通中脘。

"百病从气生"，膻中是调气的总穴，气顺则病消。

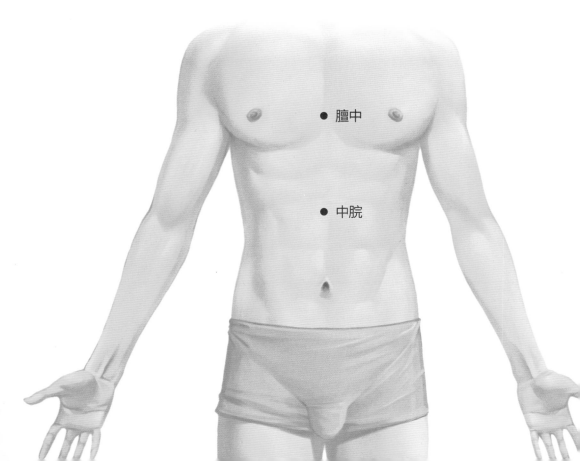

膻中

中脘

　　中脘穴在心窝直下，脐上四寸，胃痛常发生于此。此穴功能强大，腑会于中脘，六腑（胃、大肠、小肠、胆、三焦、膀胱）的毛病，此穴都能调理、管控。

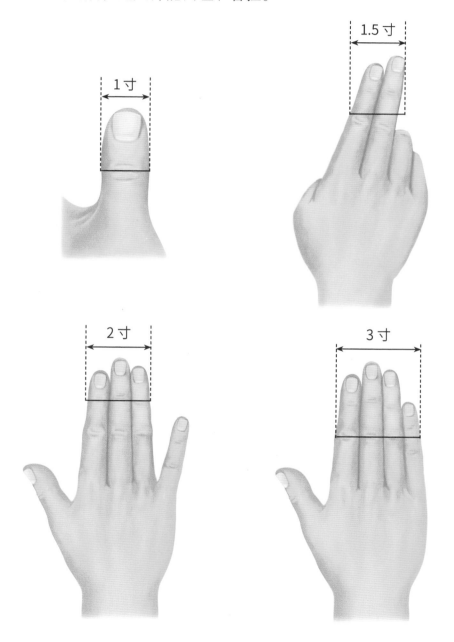

中脘穴也叫中管穴，如同城市的交通枢纽，是六腑的闸口。可根据身体的虚实寒热，选择艾灸、拔罐、敲打、推揉等自己感觉舒服的方法，利用中脘穴调理身体。

13 养命先养心

经络都敲，穴位都揉，吃得营养，睡得按时，身体还是时好时坏，疾病还是不招自来，到底是哪里出了问题？

《黄帝内经》一语道破，

心不明，则五脏不安，以此养生徒劳无功。

保命要趁早，先要保养心脏。心脏是你枯木逢春、卷土重来的本钱。

养命但求其本，不知如何是好，就先养心脏。心主神，心主血脉。神清则不慌乱，方能选择；血脉通则有力量，方能修复。

生命是自己的，自己珍重，自己负责，不等待，不拖延。懂得经络是机缘，如同发现宝藏，早挖掘，早收获，别总是观望。

14 保护心脏的极简法——揉胸骨

保护好你的心脏，你就总有一线生机。

保护心脏的简单方法——揉胸骨：掌根用力从心窝揉到咽喉下，这一段经脉非常重要。边揉边按压，也可以两掌根一起合力按揉。每天随时可揉，觉得堵闷的地方，也可以用拳头敲打。

简单的方法，事半功倍，易学难忘。

15 保护心脏，自有"雄关漫道"
——大陵穴、内关穴、间使穴、郄门穴

　　腕横纹中点是大陵穴，向上二寸是内关穴，向上三寸是间使穴，向上五寸是郄门穴。它们都是心脏的保护神，点在哪个上，都不会错。哪里敏感，就多点一点，敏感就说明此时这个穴正当值，按摩效果最佳。

● 郄门

● 间使

● 内关

● 大陵

16 锻炼四肢末梢，就是养护心脏

养护心脏有一个简单有效的方法——用五个手指，同时用力掐五个脚趾肚，掐到手酸脚热。或者，手四指同时掐住脚四趾趾肚，可一掐一放，也可掐住不放，每次十秒钟，掐到手脚酸热。锻炼四肢末梢，就是养护心脏。

手指脚趾皆连心，都是要穴如真金。一掐方知功效强，细细掐来多无妨。

其实怎么做都无妨，只是给你提个醒：注意养护心脏。

17 教父母防心脑血管病的方法：每天揉一揉心经和心包经

孝敬父母，可以很简单，经常帮他们揉一揉心经和心包经。若找不准经络，告诉他们没事就多用大拇指从另一侧腋下一直推到小指内侧，再捏捏小指尖，揉一揉、搓一搓自己的中指，换一只手再做。这对预防心脑血管疾病，有很好的帮助。

方法再好，只用一两天的工夫也看不出什么效果，坚持做下去，就有了真功夫。

18 小肠经是心脏的"后花园"
—— 心脏休养生息的地方

心脏有个"后花园"，叫小肠经，是心脏喘息和修复的地方。没事的时候，捏一捏上臂的"蝴蝶袖"，里面有许多酸痛的硬筋。这种酸痛是"后花园"里的杂物，早点儿清除，为心脏留出更多的空间。

心脏是真正的命，一旦损伤，便没有退路，难以再恢复，需及早防护。

心包经、小肠经，这两条防护网，没事多揉一揉。

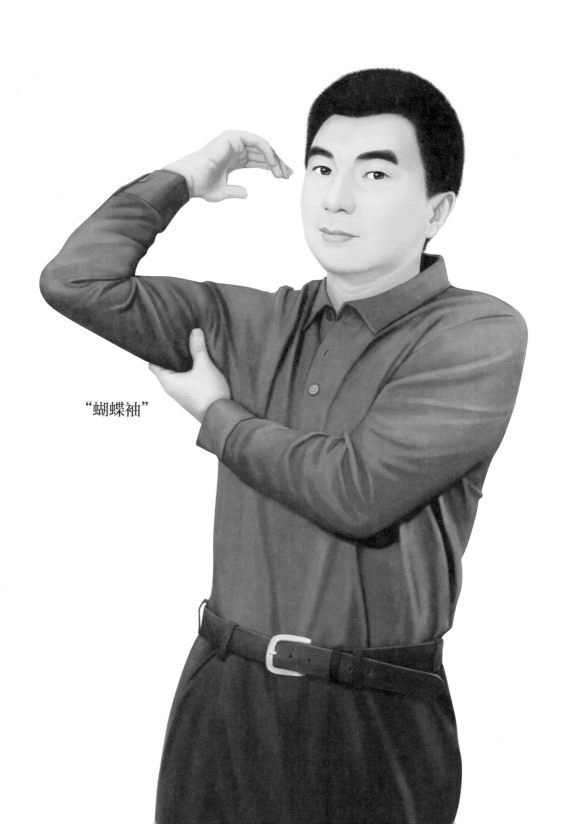

"蝴蝶袖"

19 大穴保小命，春暖花开

能救命的穴，都是大穴，如水沟穴（人中穴）。

人有大命一条，有小命无数。大穴救大命，尽其所长；大穴保小命，春暖花开。

水沟穴（人中穴），急救时常用。如果平时常点按，有大用——理气通窍，定惊安神，调和肠胃，补益心肾。闭眼点揉十秒钟，就有效。

有的穴位占据身体的要道，便是要穴。要穴都是根本。

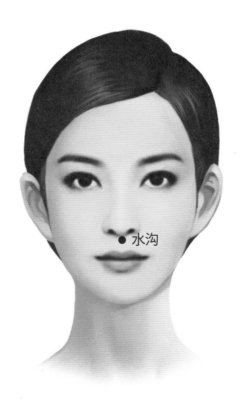

●水沟

20 身体没精神，便易衰老——点揉少海穴、然谷穴让你聚精会神

房子不住人，便会破败；身体没精神，便易衰老。精源于肾，神发于心，聚精会神，人才健康。心经的少海穴，肾经的然谷穴，是交通心肾的节点要穴，可交替点揉按摩。

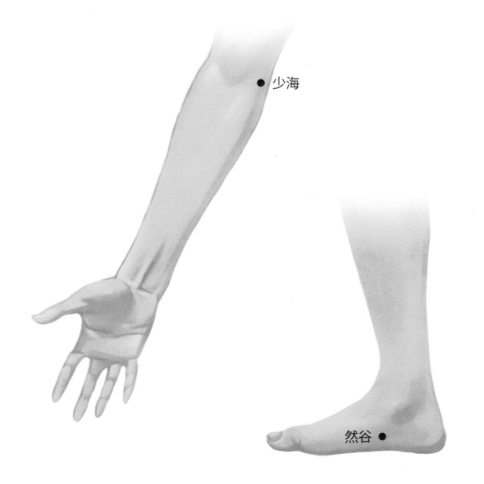

● 少海

然谷 ●

21 "握拳捶胸"，最能养护心脏

掌中的少府穴、劳宫穴对应着胸部的巨阙穴、膻中穴，这是两对"兄弟"，都是心脏家族的要员。敲巨阙穴、膻中穴，揉少府穴、劳宫穴，最能养护心脏。

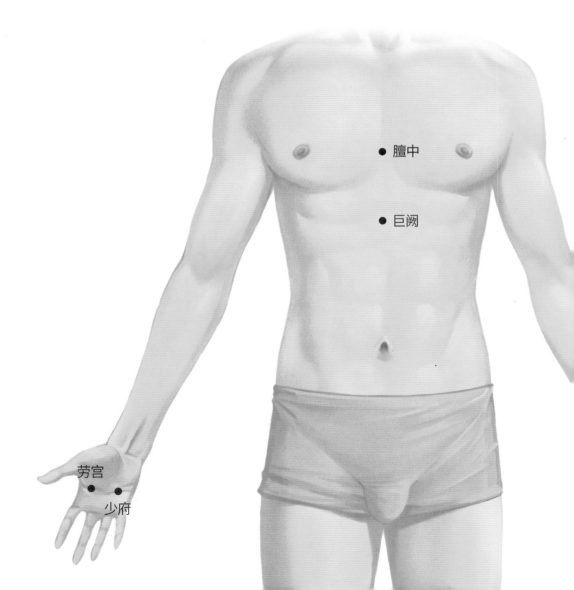

● 膻中

● 巨阙

劳宫

少府

有人提醒我，"握拳捶胸"健身法，能养护心脏。

膻中穴，是心包经的募穴；巨阙穴，是心经的募穴。募是汇聚的意思，简单地说，募穴就是一个"加油站"。

握紧拳头，中指、小指分别点在劳宫穴、少府穴上，从心脏获取能量。能量不足时，便捶打胸口，给心脏这台发动机加点儿油。

22 下腰，是最简单的强肾法

身体虚弱，想彻底改善，强肾才是根本。

精彩的人生，精进的勇气，都来自肾精。

下腰，是最简单的强肾法，可以防止驼背、健美身材，又能激发勇气、消除恐惧。

下腰动作——手由上而下最终触到地，正是一段心路历程，一个可以自己把控、自己完成的事业。

可以向前，可以向后，一点一点地下腰，慢慢使自己强壮。

虽然动作有难度，却可以循阶而上，每走一步，就会增加一份自信。

想起来的时候，就练一下，不过度，不疲劳，疲则不长。

借着一个动作，养成一种心态、一种信念，才是根本。

23 要补肾，就用补肾的呼吸法 —— 腹式呼吸

要补肾，就要用补肾的呼吸法——腹式呼吸。观察一个深度睡眠的人会发现，他呼吸时，不是胸在起伏，而是肚子一起一落地在呼吸。这就是肾在纳气，是最自然的腹式呼吸法。

肺能吸气，肾不能纳气，便成了上气不接下气。腹中有浊气，上下便不通。

走进花园，你会情不自禁地深吸一口气，这就是腹式呼吸。

腹式呼吸，有意去练，反而不得。若把注意力放在呼吸上，用力鼓肚深吸，"在气则滞"，便不是自然的腹式呼吸。

呼吸如同步伐，吸得深，走得远。

《黄帝内经》上说，肾为欠、为嚏、为唾——打哈欠、打喷嚏、咽唾沫，都是肾在调节，都是腹式呼吸。

打哈欠，能多吸氧气；打喷嚏，能多排寒气；咽唾沫，能多藏精气。有意为之，是技能；无意为之，是本能。善用本能，就是"为无为"。

问题可以一个一个地解决，也可以归为一类，一棵树上的果子，都是一种果子。

24 深蹲、压腿拉筋，补肾效果胜过食补

跳跃能强肾，却往往体力不支，难以坚持；深蹲是跳跃前的准备动作，也能强肾。深蹲储能量，跳跃发能量。力不足，先储备，然后"跃跃欲试"，自然跃起。

每天，随意地把一条腿放到齐腰高的窗台上，拉一下筋，同时用掌根搓热大腿内侧的拉筋部位，半分钟即可。压腿拉筋的补肾效果，胜过食补，常做常补。

25 揉胸骨最能养心，揉尾骨最能补肾

不为所动，沉得住气就是最简单的养生。心为神主，肾为气根，养生主要就是调养心肾。

揉胸骨最能养心，揉尾骨最能补肾。从腰眼到尾骨端，可用前掌搓热，也可用拳头敲打。

26 弯腰互推左右小腿，快速增强心、肺、肾功能

先自然站立，两腿分开同肩宽。然后弯腰用两手握住左侧小腿，往下推搓至脚踝处，反复推搓五次。再用双手握右侧小腿，也推五次。这样两腿轮换，可进行三到五次，大概一两分钟的时间。时间虽短，却能快速增强心、肺、肾的功能。

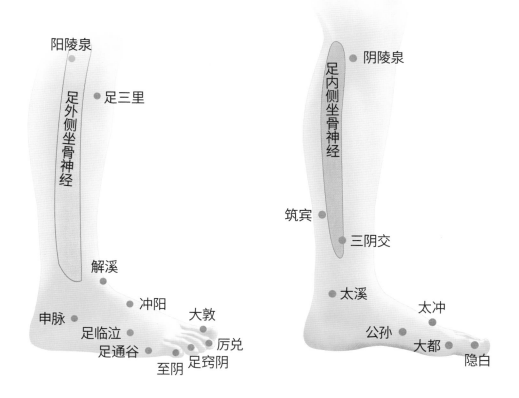

27 常敲膝上阴包穴，暗长精力大补神

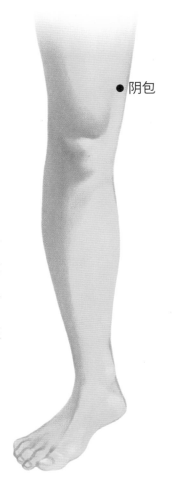

阴包

五味调和气血旺，骨正筋柔情意浓。常敲膝上阴包穴，暗长精力大补神。

《黄帝内经》说："阴之所生，本在五味；阴之五宫，伤在五味。"五脏靠五味滋养，心情才能愉悦，筋骨才能结实。阴包穴调和五味之精华，以养五脏之神韵。

28 "双脚入怀"，护肝通便

"双脚入怀"——锻炼肝经最好坐在床上，脚心相对，贴紧。左手握住左脚腕，右手握住右脚腕，同时将双脚往怀里拉，大腿根会有牵拉感。这个动作主要是锻炼大腿内侧的肝经，还有通便的作用。

29 如果说心脏是加油站，肾脏就是补给站：常敲打京门穴，益肾利胆

小孩子不服气，不认输，与人争执的时候，常会双手叉腰。此时双手虎口的位置，正对着一个可以给人壮胆的穴位——京门穴。它是胆经的穴位，也是肾经的募穴，是肾气能量聚集之地。如果说心脏是加油站，肾脏就是补给站。常敲打或用掌根搓揉京门穴，益肾利胆。

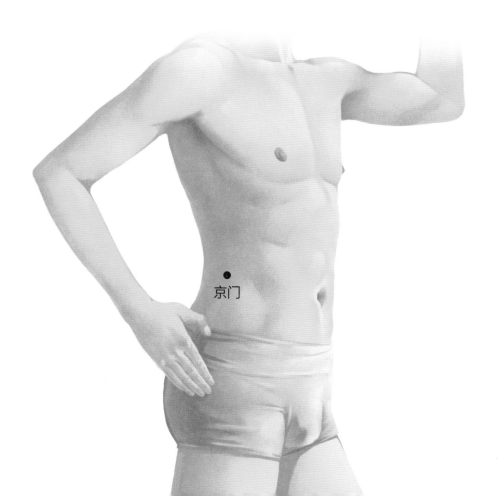

京门

30 人有软肋，常常轻敲

双手攥空拳，轻轻敲动肋骨，从心窝下开始，沿两侧肋骨边缘，一点一点敲打震动，一直敲到腰侧胯骨上缘。

人有软肋，护着脏腑。左脾右肝，常常轻轻敲打，不知不觉，身体渐渐强壮。

31 深蹲，跪膝，推腹
——"慎终如始，则无败事"

阴雨时节，寒湿容易停留在膝盖，可敲打大腿正面，偏小脚趾一侧是胃经，偏大脚趾一侧是脾经，哪里敏感就敲哪里。然后用掌根按揉痛点，将痛点揉散。

寒湿重的人，可以用手掌将大腿正面搓热。经常按摩敲打大腿正面，不但可以保护膝盖，也可以调养脾胃。

深蹲，跪膝，推腹，还有敲打大腿正面，都能调理脾胃。

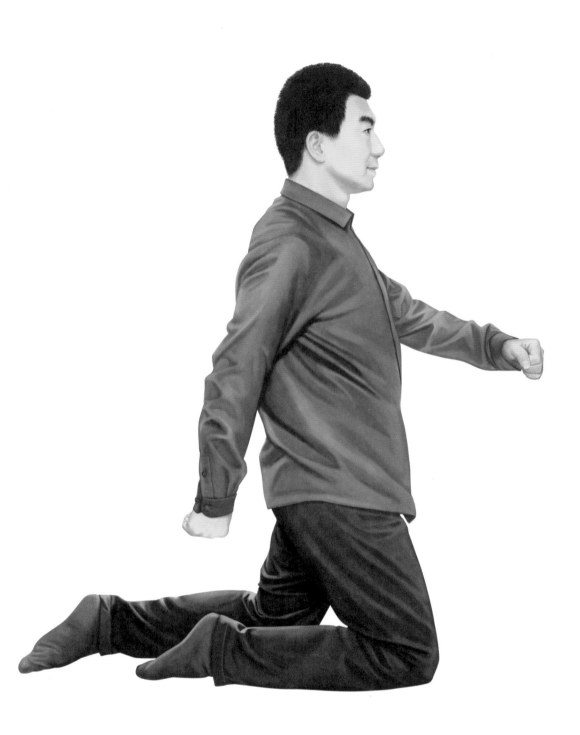

跪膝法

推腹推多久？推到手酸。蹲走走多长？走到出汗。养生是自己的事，需有恒心，"慎终如始，则无败事"。

喜欢并能坚持的，就是最好的。

春夏秋冬每一季的最后十八天，脾经当令，可多揉脾经或吃健脾的食物。脾属土，地里长的食物都属土，土豆、地瓜、萝卜、山药都接地气。

开心篇

身体不舒服
就是气不顺

043 ~ 058

32 怎么养生？第一步要心平气和

怎么养生？我也没有什么高招，只是觉得第一步要心平气和。

心有恐惧，惴惴不安，就闭上眼睛，将两手手掌搓热，顺着后腰向下推搓。推到后腰发热，心里就会踏实了。

33 觉得自己哪里都不舒服，满腹牢骚，就多揉揉足底的地筋吧

觉得自己哪里都不舒服，肚子胀、乳房痛、头晕、满腹牢骚、不知所措……就多揉揉足底的地筋，舒肝健脾，安定心神。坐在电脑桌前扳起脚揉，很方便，没有规则，多揉就会有效。

34 人要学会放气

情绪就是一股气，气消了，情绪也散了。

身体有胀的感觉，就是有多余的气，要学会放气。

四肢胀，发汗最有效，可以做户外运动，打开毛孔，气就随着汗排出去了。

肚子胀，放屁最有效，可以敲敲肚子，推推腹。

头胀，拍拍心口窝，打个嗝就好了。

说不清哪里胀，就是心里胀，最好能大哭一场，哭则气消。

发怒后头痛，怒气虽难消，头痛却可止。头痛一止，怒气也消了。

身心一体，心病治身，身病疗心。前后两扇门，从虚掩的一侧进入。

总之，身体不舒服，就是气不顺，先要开胸顺气、理气宽中，最简单的方法就是盘腿安坐，微合二目，深吸慢吐，推胸至腹。

35 生气对肝的损伤最大

生气对肝的损伤最大。浊气常常郁结在两肋下，引起疼痛、胀闷、恶心、积水等诸多症状。有两个穴位可以帮助浊气排出：一个是支沟穴，在小臂上，它是三焦经的穴位；一个是阳陵泉穴，在膝盖外侧下方，它是胆经的穴位。这两个穴位都是保肝的要穴，请仔细体会。

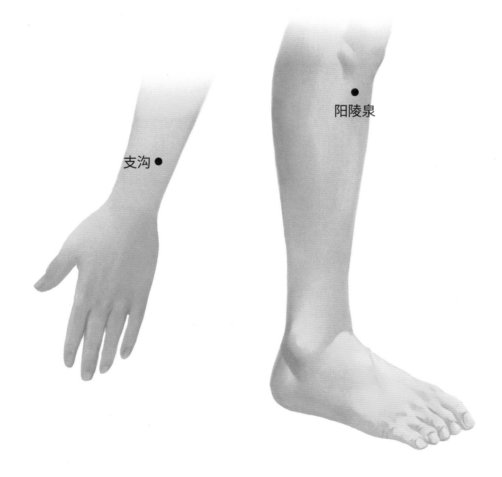

36　想打开心锁，就要舒眉展目

忧愁烦恼，双眉紧锁；想打开心锁，就要舒眉展目。常用双手食指刮眉头，是养心血的简便方法。

37　放松心情，便能看到很多有趣的东西

分享一个非常简单的让心情放松的方法：左手攥住右手，然后让右手在左手里转动摩擦十秒钟，就像在冬天做搓手御寒的动作一样；再用右手攥住左手，做同样的动作。

放松心情，便能看到很多有趣的东西，心里的空间就敞亮了。没有固守的成见，也不把心思用在怀疑上，如此唤醒的觉知，就是你的保护神。

38 爱生怨气，就爱生病

爱生怨气，就爱生病。很多穴位都有消气之功，却没有持久之效。爱生气的人，随时生气，气不打一处来，靠几个穴位怎么消得掉呢？明知消不掉，也要揉两个"消气穴"——三焦经的天井穴和清冷渊穴，都在胳膊肘后面，可敲可揉，专消无名之火，可缓解一时。生一次气，就揉一次。

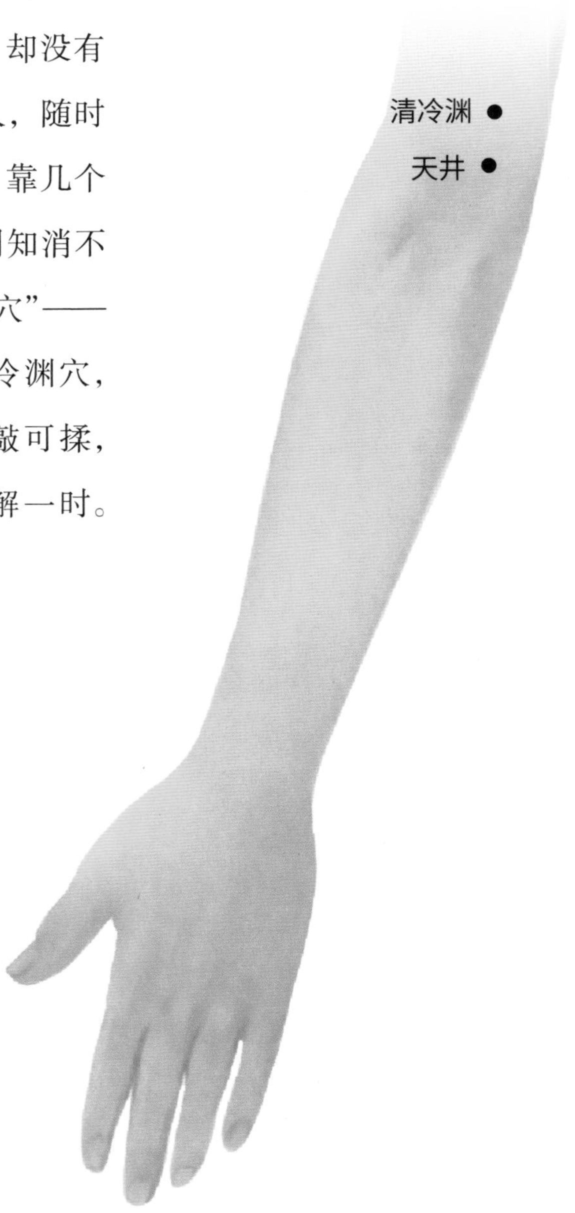

清冷渊 ●

天井 ●

敲膻中穴，能开心；揉太冲穴，可消气。一首曲子能让你开心，这首曲子就是膻中穴；一个笑话能让你消气，这个笑话就是太冲穴。

愁眉苦脸，一句话，就眉开眼笑；乌云密布，一句话，就云淡风轻；剑拔弩张，一句话，就冰释前嫌。一言以兴邦，善言就是正能量。

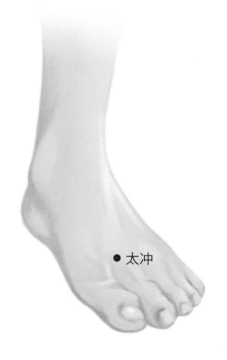

● 太冲

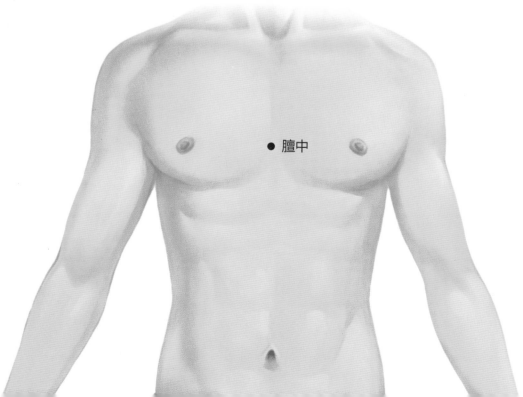

● 膻中

39 别让狂躁的内心一直狂躁，点按耳垂后面的凹陷——翳风穴

如何让狂躁的内心尽快安宁？点按耳垂后面的凹陷——翳风穴。它是在耳垂后面的凹陷中藏着的一个大穴，最能定惊安神，过去常用于治疗小儿惊风。用食指或中指点按，闭上眼睛慢慢呼吸，大约十秒钟放开。这样做几次，狂躁的内心便会平静下来。

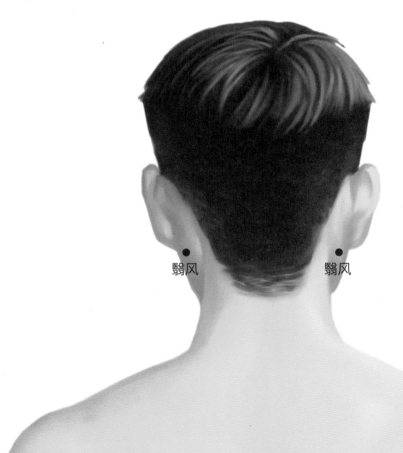

40 要想安神，盘腿闭眼掐揉十个脚趾肚

盘腿坐的时候，掐揉十个脚趾肚，最能平心静气、安神催眠。闭上眼睛，从小脚趾开始，每个脚趾掐揉二十下左右，依次掐到大脚趾，大脚趾要仔细地掐揉五十下左右。说"左右"，是怕您只想着数数，而忘了感觉。

41 揉"后心穴"，全身马上放松

送各位朋友一个小礼物——最能开心解郁的穴位。这个穴位在后背的脊柱上，位置正对着胸前的膻中穴，就把它叫作"后心穴"吧。找心疼你的人，给你揉一揉，用掌根来揉，你闭着眼去感受一下，全身马上就会放松。这是一个开心结的大穴。

42 闭目常按间使穴，
干活不累，遇事不慌

有主心骨，干活不累，遇事不慌。间使穴在腕横纹中点上三寸，用大拇指点住此穴十秒钟，便可定惊安神。平日闭目常按此穴，可以让心情保持安定。

● 少海

间使
●

● 神门

43 心里烦热揉少海穴，
心里不安揉神门穴

心里烦热，揉少海穴；心里不安，揉神门穴；心里恐惧，揉太溪穴；心里郁闷，敲膻中穴；两肋胀痛，肝在发怒，阳陵泉穴最能和解，一拨就好。

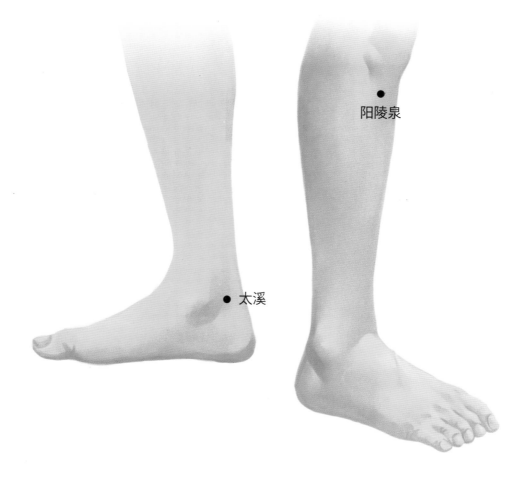

44　爱生闷气，常揉液门穴

气有余则怒，气不足则怨，因怨而齿痛咽干者，可常揉液门穴解除症状。液门穴在手背无名指与小指指缝处。人常常会不知不觉生闷气，可用此穴随时消散，以防积气而成慢病。

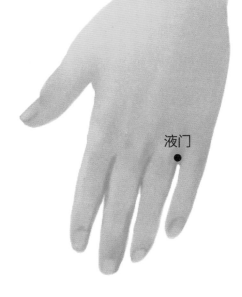

液门

45　累了，烦了，心里闷了，就坐下来敲敲膻中穴

累了，烦了，心里闷了，就坐下来敲打膻中穴。掌心向胸，握上拳，用四个指节敲，不必太用力，敲三分钟，最后再用掌根揉一揉。揉的时候闭上眼，用鼻子深吸气，用嘴长长叹口气。"膻中者，臣使之官，喜乐出焉"，敲揉膻中穴，心里会很畅快。

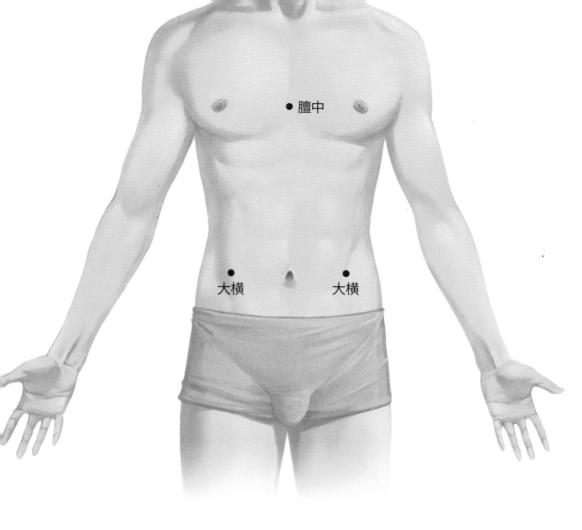

膻中

大横　　　　大横

46 心里想不通，多推大横穴

心有郁结不通之气，可常推大横穴。横者，气逆不通也。大横穴在肚脐旁开四寸处。气堵的时候，只推左侧大横穴，常能很快通气。

47 晚九点到十一点心烦，用清冷渊穴去火

晚上九点到十一点，是三焦经当令。这时有的人会心烦气躁，想要一份清凉。我们的身体在三焦经上，准备了一个穴——清冷渊穴，在胳膊肘的后面，专消头上的火气。

清冷渊 ●

阳池 ●

48 总是担惊受怕，揉手背、手腕交接处的正中点

手背与手腕交接处的正中点，叫阳池穴。这个穴就是一堆筋，可以用大拇指肚下的指节拨揉它。这是助长阳气、消除恐惧的穴位。

49 总是莫名恐惧，揉水泉穴

心下闷痛、水气凌心造成的莫名恐惧，可用肾经的水泉穴来调治。水泉穴在脚踝内侧，太溪穴直下一寸，利水消肿，活血化瘀，安神明目。

● 太溪

● 水泉

50 常敲京门，胆量倍增，无忧无惧

常敲京门，胆量增。京门穴在腰两侧肋骨下，是身体的发力点。"京"是汇聚、发源之意，指肾的元气在此汇聚；"门"是指通利水道之门。元气发，水道通，寒湿去，阳气足，则胆气日增，无忧无惧。

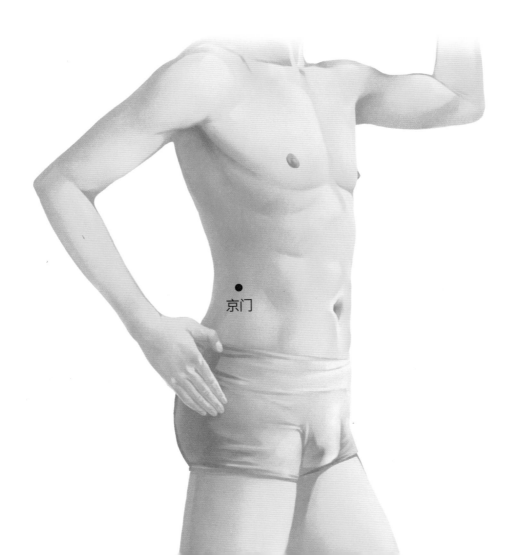

京门

强壮体质篇

体质变了，
旧的世界就焕然一新

059 ~ 084

51 增强体质是当务之急

体质差，到底是该锻炼，逐渐强壮，还是该休息，慢慢养好呢？身体就像个孩子，有他的喜怒哀乐，你得顺从他的意愿。体质不是只靠坚强的意志就能改善的。

阴冷，也可以是清凉；潮湿，也可以是润泽；燥热，也可以是温暖。体质变了，感觉就变；感觉变了，旧的世界就焕然一新。

增强体质是当务之急。

推腹、叩首、跪膝、蹲走、打坐，

这五种方法不拘形式，

只要每天坚持，体质很快就会改善。

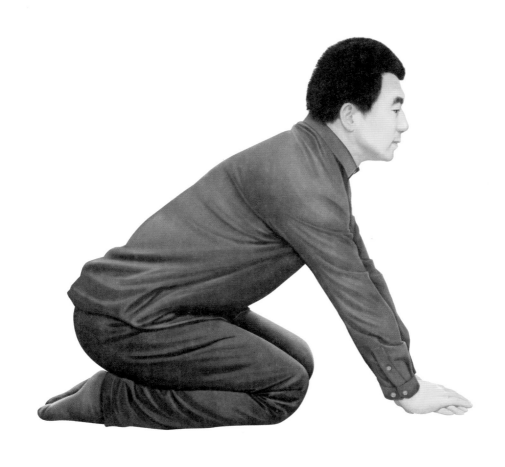

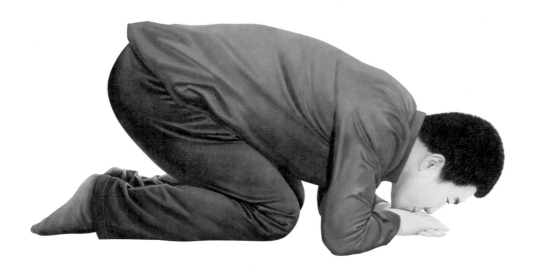

叩首法

52 精力如同家底，是保命的本钱，不足就得先储备，不能透支

精力如同家底，是保命的本钱，不足就得先储备，不能透支。锻炼是花钱，有钱了，再花。

张飞要练，越练越强；黛玉需养，一练就伤。快走出汗，就是练；散步看花，就是养。

思考跑步的利弊，不如亲自去跑一跑。行动改变思维，实践打破成见。

锻炼，自发的最好，就是想练，练完舒服；不想练，别强迫自己，容易受伤。

久立伤骨，站桩则强肾；久行伤筋，信步则护肝；久坐伤肉，打坐则健脾。与心气相合，则无伤；不过度，则无损。

膝盖已经受损，就先别去爬山；身体本来虚寒，就先别去冬泳。学会从自然中获得能量，沐浴阳光。不去与老天抗争，消耗可怜的体能。

53 每日侧压腿，最大的好处是强肾

每日做侧压腿，抻拉大腿根的筋，能利尿去湿。利尿去湿，就是补肾健脾。

这样做最大的好处，是能强肾。肺主吸气，肾主纳气，肾强则储藏的精气多，人就强健。

54 风雨难测，漏屋早修，跪坐补肾

跪坐，正襟危坐，调督脉腰肾，最长精神。

肾虚多跪坐，臀压脚后跟，掌推腿正面，起坐月经调。

手掌放在大腿正面，跪坐，臀部压脚后跟，一起一坐，手掌自动会推擦大腿正面，"起"就是坐直，"坐"就是压脚后跟，一起一坐，连续不断。前通胃经，美容；后通膀胱经，祛寒。一举两得。

风雨难测，不知何时将至。漏屋早修，晴天正是当时。

55 前后晃腰，好处出乎意料

不管是坐着还是站着的时候，养成前后晃腰的习惯。发力点都在后腰的位置。前后晃动几下，强腰、强肾，好处出乎意料。

56 想给自己增能量，
就要找到身体的能量库—— 巨阙穴

想给自己增能量，就要找到身体的能量库：其中之一在心窝处，紧贴胸骨的下缘，用中指按一按，好像很薄弱的地方，叫巨阙穴，是心之大门，能量巨大。

巨阙穴是心之募穴，神气之源，心气、心血都在此募集。想心念集中，无惧无恐，此处必须畅通无阻。闭上眼，用中指稍用力按住巨阙穴不动，然后深吸气，鼓肚子，把中指顶起来，随即用嘴吐气。反复做，能量就被注入。

指推拳按轻敲打，理气消水散郁结。平常常做平常事，慢慢化解无难事。

57 点祖窍穴，点巨阙穴，点燃心中的能量

相信心的力量，就要从心获取力量。

闭眼，用右手小指少冲穴点按鼻根，叫点祖窍穴；闭眼，用右手小指肚点按心窝，叫点巨阙穴。点按这两个穴位时，有时要点住不动，静心观照腹中是否有动静，若能咕咕作响，便是"注入了能量"。

从狐疑不信，到将信将疑，到相信，到一念净信。一切力量源于自信，信受奉行。

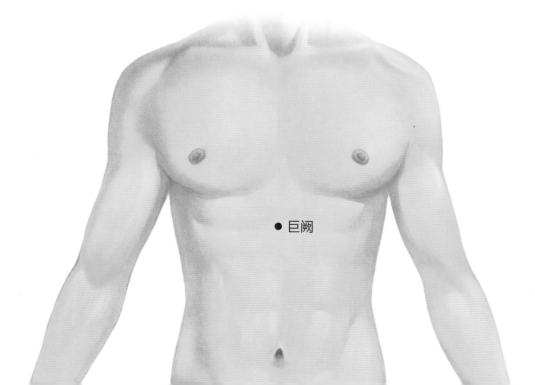

●巨阙

58 常常用拳头敲打长强穴，
提醒自己自强不息

治病防病，是医生和科学家的事。健康长寿，是每个人自己的事。

想要健康地活着，就要做自己生命的主宰，外在的一切，都只是助力。

在尾骨端，有个穴位叫长强穴，意为长久地强壮。它是督脉的起点，与任脉交接，最能激发人体的阳气。常常用拳头敲打长强穴，提醒自己自强不息。

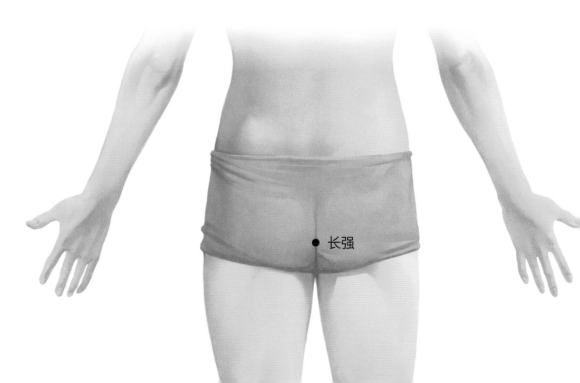

长强

59 一推左右手臂的心经，能量满满

除了饮食和睡眠，还有一种获取能量的方法：推心经——右手握拳，用指节点揉推按左臂的心经，从腋窝下一直推到手腕的神门穴，当然也可以换左手推右臂。这是给懒人准备的一份"礼物"，就像坐在石阶上晒太阳一样轻松。

●神门

60 人体叫"门"的穴位，都是能量转换之门

人体有许多叫"门"的穴位：章门穴、京门穴、期门穴、神门穴……都是能量出入转换之门。

不得其门而入，得其门而不入。总之，能量出入转换之门随处都有。

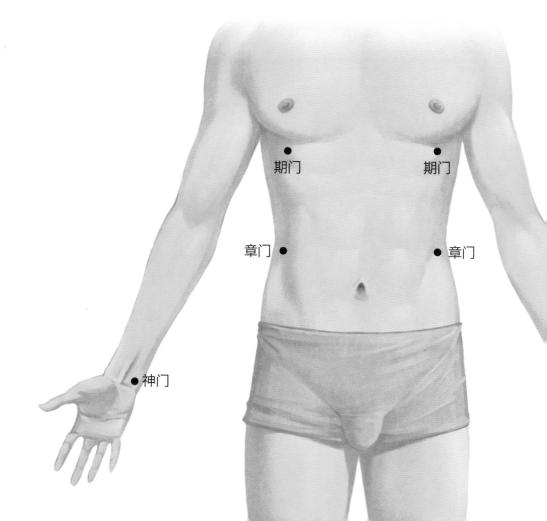

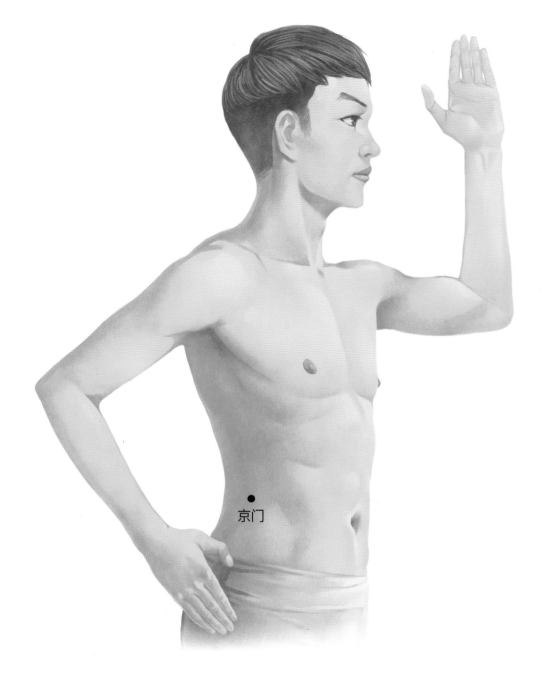

京门

　　肚脐叫神阙穴，正对着后腰的命门穴，这两个穴位都是关乎先天的大穴。坐着的时候，想着直腰，就点点命门穴；睡觉的时候，想着肚脐，就揉揉神阙穴。

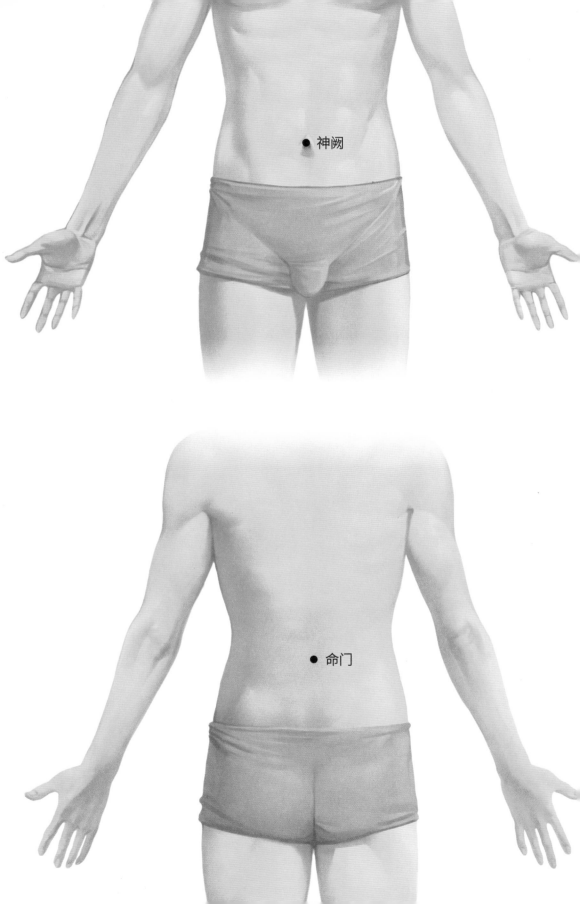

● 神阙

● 命门

61 任脉上叫"中"的穴，都是了不起的大穴

任脉上叫"中"的穴很多：膻中穴、中庭穴、中脘穴、神阙穴（脐中）、中极穴……再加上督脉的水沟穴（人中穴），都是了不起的大穴，各司重要的脏腑。推腹时，主推任脉诸穴，事半功倍。

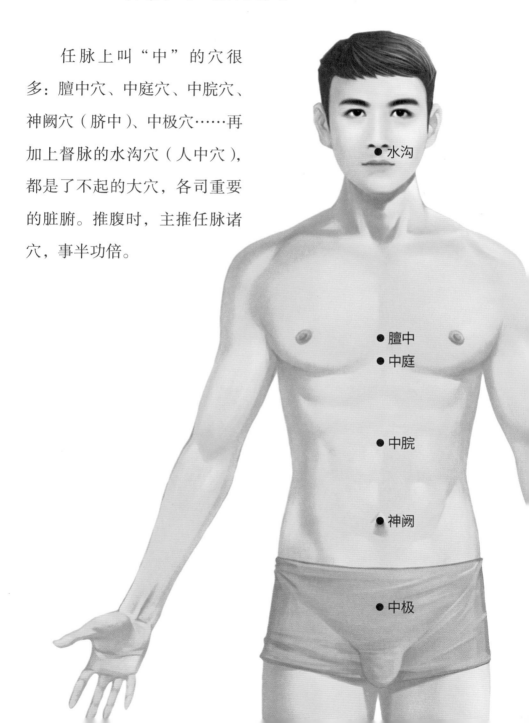

水沟

膻中
中庭

中脘

神阙

中极

62　凡是叫"泉"的穴位，皆是能量源

极泉穴、天泉穴、涌泉穴、水泉穴……凡是叫"泉"的穴位都是能量源，要格外重视。

人总要先有定力，稳住心神，才好决断。要有持久的决断力，就要心强、胆强、肾强。事有先后缓急，强心是第一步，敲打、按揉天泉穴是方便之门。

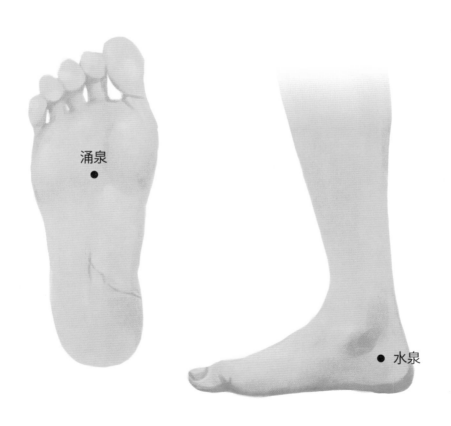

涌泉

水泉

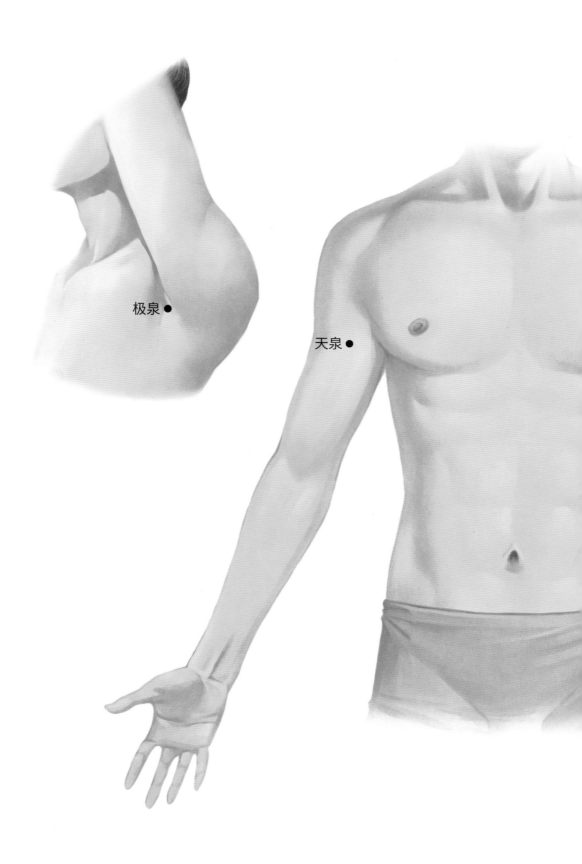

极泉 ●

天泉 ●

63 转手腕、搓手腕、夹手腕，都是最方便的健身法

手腕处全是要穴，转手腕、搓手腕、夹手腕，都是最方便的健身法。手腕上有六个大穴，通着六条经，用大拇指和食指夹住手腕，旋转搓热，换手交替做几次，可同时调节胸腹和大脑。

在椅子上坐稳，闭着眼转手腕，顺时针转六下，再逆时针转六下。手腕在转，眼睛在转，肚子在转，全身在转，意念在转，一处动，无一处不动。

64 人的活力在于转动

人的活力在于转动，就像地球自转。摇，晃，摇晃；旋，转，旋转，都是加速、增力的运动。比如太极拳就是这样的运动——腰是轴心，发力点是关元穴、命门穴，着力点在两侧京门穴。

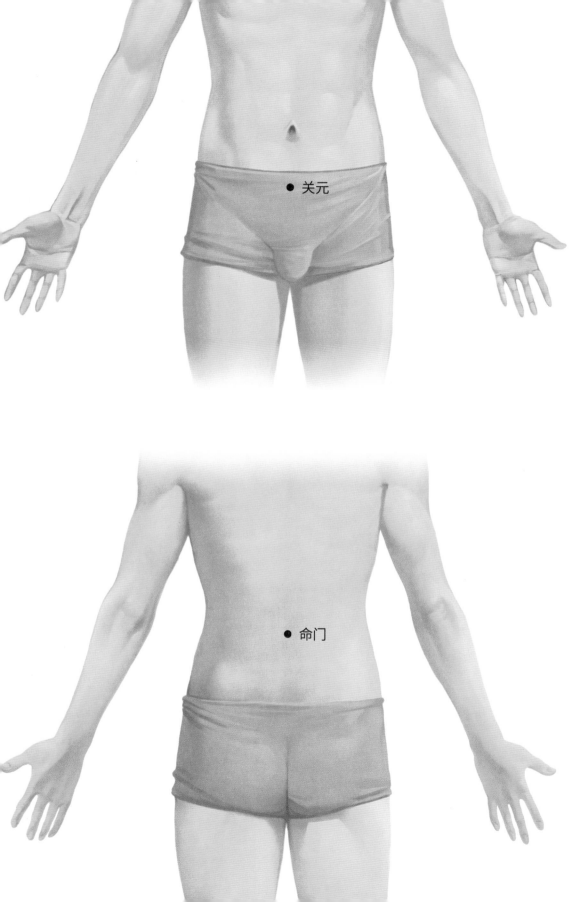

• 关元

• 命门

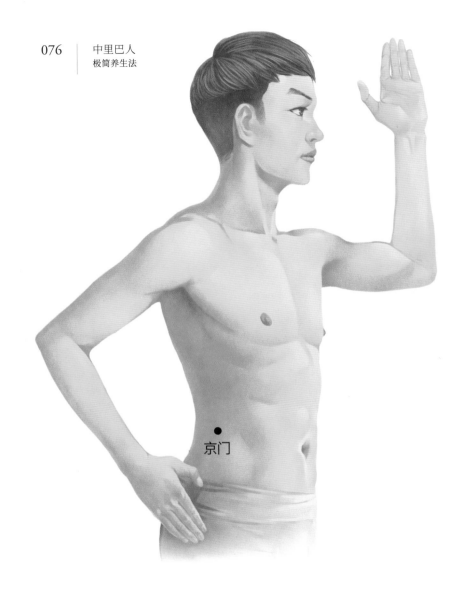

京门

坐着，把手掌张开放在大腿上，前后一晃腰，手掌自然会顺着晃动的节奏搓大腿。手掌始终没动，只是腰在前后动，这就是前后摇的力量。这种力量自发自收，自用自得，没有损耗，只有增长。

前后摇，左右晃，原地转，只是学习放松，不用力。不用力，才能用上内力，用上合力，锻炼脏腑，使出心力。

两人抬着一袋面，想抬到卡车上运走，卡车高，不好抬，两人就得把面袋悠起来——左晃一下，右晃一下，再左晃一下，一撒手，面袋就飞上卡车了。这就是左右晃动之力。

会发力，不但省力，还能长力；不磨损，不内耗，借力使力。

65 光盘腿，就能养气血

闲坐的时候，就盘盘腿，尽量把腿盘上，单盘、双盘都好，跪着也好。这样，光坐着就是养气血。两腿垂落，脉则不通，时间一长就肿胀，白白浪费气血。

闲聊的时候，就蹲着聊。怎么会蹲不下呢？总想着要做的事，自然就做成了。

习惯了双盘坐，会觉得很舒服，身心平和，气血顺畅。每天练一练，每个人都可以盘上。吃饭的时候，看电视的时候，玩手机的时候都盘着腿，时时练习，就没有耽误时间。

双盘打坐是一种享受，不是展示的技能，不用苦练，不必勉强，完全是自得其乐的游戏。

盘腿打坐，只要每天坚持练习，每个人都可以做到。打坐可以静心，还可以利尿，强腰肾。正襟危坐，本身就是一种健康的状态。

散盘、单盘、双盘，本无一定之规。循序渐进，量力而行。养生全是自己的事，可以请教高人，更要相信自己。独立完成一件事，就是自信的开始。

打坐是为了保持警醒，而不是陷入昏沉。坐如钟是打坐，站如松、卧如弓、走如风都是打坐。刚开始打坐，不用想着入静，可以先观察哪里痛，然后把痛点揉散。肢体的痛与心理的结相通，身体舒服了，心里自然就安适了。

66 坐累了，就双手交叉，翻掌"托天举"

坐累了，就双手交叉，翻掌"托天举"。这个动作虽然简单，却最能强健身体，振奋精神。站着聊天的时候，也想着去做。时时自强，处处向上。

67 阳气足，运气好：
挺胸强心，直腰强肾，夹肘强肝

后背督脉，诸阳之会，阳气最足。"阳气者，若天与日……精则养神，柔则养筋"，阳气最能激发人的情感和斗志。

两肘夹住两肋，同时挺胸、直腰，肘向后背，反复做五次，歇一下，再做五次。想起来就做一做，站着坐着都可以。

挺胸强心，直腰强肾，夹肘强肝，振动生阳。"天运当以日光明……卫外者也"，阳气足，运气好，抵抗力强。

68 挥挥手就能健身，何乐而不为

电影中常有主人公站在山坡、远处，高高地举起手臂向爱人招手的情景。这个感人的动作，正是一个锻炼心肺、肝胆、腰肋、脊椎的全能健身法。

挥挥手就能健身，何乐而不为？坐着、站着都可以做，随时能做。

69 紧张多汗，就揉少海穴

人一生都在寻找动力。
源源不断的能量，从何而来？

没事就揉揉左右肘窝的
少海穴，交通心肾，安定心
神，对紧张多汗的人有效。

● 少海

70 先天体弱，闭眼点按肚脐下的穴位

　　肚脐下的几个穴位——阴交穴、气海穴、石门穴、关元穴、中极穴、曲骨穴，都是固本培元的大穴。可双手同时用中指依次点按这几个穴。从肚脐下，一厘米、两厘米、三厘米、四厘米、五厘米、六厘米……慢慢按，碰到骨头就停下，再重新点按一遍。

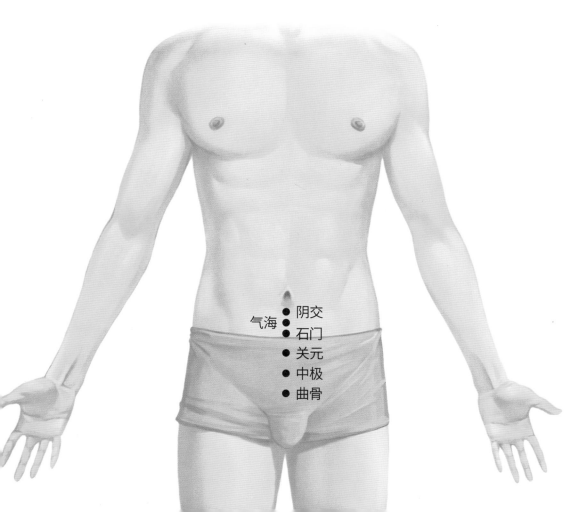

小腹肉多，需要平卧才容易点到穴位。有人说，自己先天就体弱。这几个穴都是补先天的。

心就像是一盏灯，按摩穴位的时候，闭上眼用心去看，如同意守丹田。

71 肩膀、大腿根等躯干与四肢的交接处，都是气血易堵塞的地方

肩膀、大腿根等躯干与四肢的交接处，都是气血易堵塞的地方，可常常用拳敲打，同时敲打心窝处，从心脏借力，则事半功倍。

敲打经络、穴位，不只是为了敲打，更是为了让你关注身体，与身体聊聊天，歇一会儿，缓一下。

敲打是一种合力，有发力，有着力，有心力，有气力；敲打有节奏，有韵律，是一种警醒，一种激励。

四肢的病，也是脏腑的病。四肢的病邪，终要从脏腑排出。诸病于内，必形于外——外部的症状，正是内部的反映。

72 大臂的二头肌不仅是肌肉，更是保命的"通道"

大臂的二头肌，是健美必练的肌肉，这里通着心和肝，是保命的经络通道，平日仔细多揉，或常常敲打，养心养肝。可以用大拇指的指节，一点一点不厌其烦地按。

> 养生，可以从最简单的做起，一点儿都不难，
>
> 难的是因为太简单，所以你不去做。
>
> 找到一个穴，揉一揉，敲一敲，
>
> 有感觉了，就成功了。

一个穴找到了，所有的穴就都找到了。其实找的不是穴，而是感觉。

可以给身体制订锻炼计划，你想强壮哪里，就练哪里；也可以听听身体的声音，它想调节哪里，就调哪里。

人体的本能动作——打哈欠、打喷嚏、咳嗽、抓痒、咽唾沫……是身体的语言，也是身体的自动调节，都是天然的健身、祛病之法。

本能，本来就能。孩童有本能，有而不知；成人失本能，失而不觉。养生就是找回本能，复归孩童，重新知觉。

进补篇

把肚子清干净再进补

085 ~ 088

73 心里舒畅，吃什么补什么

吃什么养生，喝什么健康，是另一门学问。把肚子先清干净再进补，才补得进去。肚子也有思想，知道自己该吃什么。

心里舒畅，吃什么补什么，顺气消食；心里不痛快，便吃不下去，腹中胀满；心里不满足，便狂吃不止，人就虚胖。意识到了，病就消了。

选择令人有食欲的食物，不但吸收了食物，而且唤醒了食欲。

要进补，既要有进补的材料，也要有进补的空间，还要有进补的动力。

五脏的食物，不光在吃，气味、声音、触感、情绪，都是它们的食物。

五脏各有好恶，各有空间，各有能量的来源。调养五脏，就是找到适合它们的资粮和环境。

食物，有看得见的食物，还有看不见的食物；病，有看得见的病，更有看不见的病。

不知道看不见的病，就治不好看得见的病。

吃，用饮食来满足心；看，用景色来满足心；听，用音乐来满足心；闻，用香味来满足心；触摸，用质感来满足心。这些都是人的食物，提供不同的能量，成就不同的人生。

满足，都是心的满足。心满足了，吃糠如蜜，睡草如毡。

没有感动，就没有心，也就永远无法满足。

> 病从口入，祸从口出。
> 节饮食，慎言语，养生之道过半。

74 饭后推揉手掌背，消食散结利肠胃

饭后推揉手掌背，消食散结利肠胃。大拇指肚要轻揉，顺带捏捏十指头。

推窗望月愁云散，顺意随心不纠结。清风袭来知冷暖，呼吸之间自决断。

75 咽喉要道需保全，气顺方能饮食安

咽喉要道需保全，气顺方能饮食安。嗓子下有天突穴，点揉直到胸骨前。

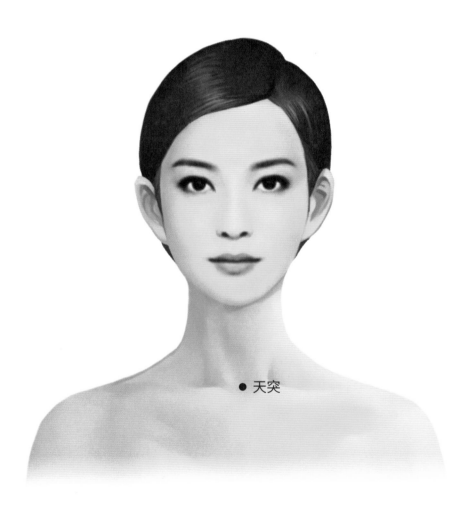

● 天突

安眠篇

睡觉是一个养人的过程

089 ~ 102

76 别和睡觉抢时间

好奇，是一个世界；不好奇，是另一个世界。两个世界都看看，各有景象。

有的世界养人，有的世界耗人。养人的世界多待会儿，耗人的世界，少去。

睡觉是一个养人的过程，

地位优先，别和睡觉抢时间。

有自己的世界、自己的空间、自己的闲暇，才有自己的生活。

身不由己，迫不得已，最好先停下来歇歇。缓一下，再走。

夜里十一点之前，最好躺下休息。夜里十一点到三点，睡眠的质量最重要，养肝血，养肾精，比白天补觉强得多，事半功倍。

夜里十一点到一点（子时），是生精的时刻；一点到三点（丑时），是生血的时刻；三点到五点（寅时），是生气的时刻。

精和血是有形之物，不能速生，靠饮食和睡眠共同制造。若吃得好，不在子丑时睡觉，则精血不生，却长成赘肉。赘肉是精血的半成品，对身体有害而无益。晚睡伤身，早起无妨，气能速生，歇一下就可以补回来。

午饭后易困，是由心脏血液供给胃来消化食物，暂时心血不足所致。闭目就能养神，打个盹，神就补上了，睡的时间长反而神昏。

养生睡觉第一功，精气神足百事通。街巷穿梭无出口，登高一步路分明。

睡觉就是补肾

睡觉就是补肾，肾藏精，精神、精彩、精进，都得靠精。肾是千里马，精是能量源。

睡眠时，身体会自动调节成腹式呼吸，正是肾在纳气生精。睡眠深，纳气多，精力自然充沛。

倒头就睡，深度睡眠，就是最好的补肾法。

肾一强，睡得昏天黑地

腹中浊气多，就爱做噩梦，所以要推腹，排浊气；睡得不安稳，是心不定，要多揉揉神门穴；睡不着，是心肾不交，揉少海穴、然谷穴；想图省事，就侧压腿强肾，肾一强，就能睡得昏天黑地。

如果能把侧压腿当作财富，你就是一个富有的人。

　　困了，就该睡觉了。想着"睡好比吃好还重要"，睡个好觉。

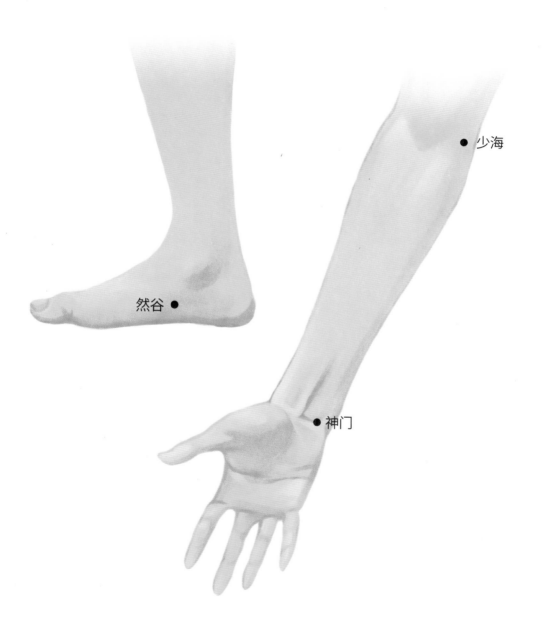

79 养心养肝，才能安

要想好好睡觉，用中指点住鼻根处，然后向上直推入发际，一直推到头顶的百会穴。左手中指推一次，换右手中指再推一次，睡前用左右手各推五次，闭眼慢慢推，养护心脏和肝，促进睡眠。

中指指尖，心包经；鼻根，心经；头顶百会，督脉。心主血脉，引血入肝，才能安。

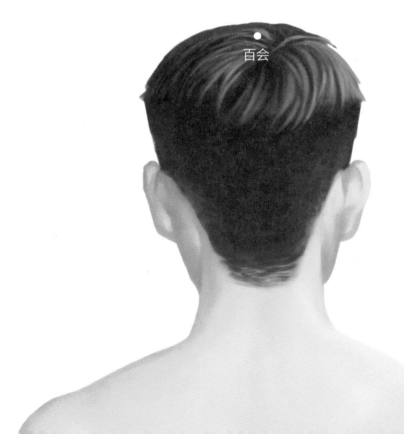

80 自我催眠：转脚腕，压头顶

一岁左右的小孩躺着的时候，会主动转脚腕，这是自然成长的动力。大人常做，可防衰老。

晚上睡觉的时候，躺在床上，闭上眼睛，转转脚腕，脚腕一酸，困意就袭来了。

头顶是百会穴，白天常用指肚敲打，或用手抓此处头发，向上提拉，有开窍醒神之功；晚上用左右手掌轮流轻压头顶，慢慢呼吸，有自我催眠之效。

81 常揉跟腱，睡眠深沉

血在脾，睡眠浅，多梦易醒；血在肝，睡眠深，一觉天明；血在肾，睡眠沉，昏天黑地。

揉跟腱，太简单，易被忽视，却大有好处。跟腱是阴阳经脉的交会处，肝肾能量的转换处，通胆经、膀胱经，通腰膝，通头目，是一个很有能量的大筋。

82 隐白穴，闭眼一按，让人心静神安

每天睡觉前，揉一下大脚趾内侧趾甲下角的隐白穴，最能引血归肝，有助于睡眠。隐白穴是脾经的井穴，调和肝、脾、肺，让人心静神安，是一位默默无闻的隐士、高人。

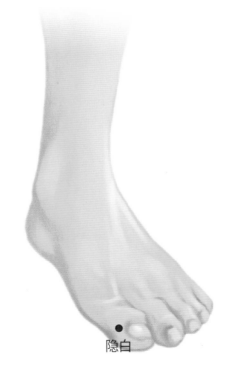

隐白

83 晚上睡不好，
揉手腕上的神门穴、大陵穴、太渊穴

　　晚上睡不好，揉手腕三穴——神门穴、大陵穴、太渊穴。降气安神，调和脾胃。

　　太渊穴不好揉，可以用大拇指内侧指节硌着揉。

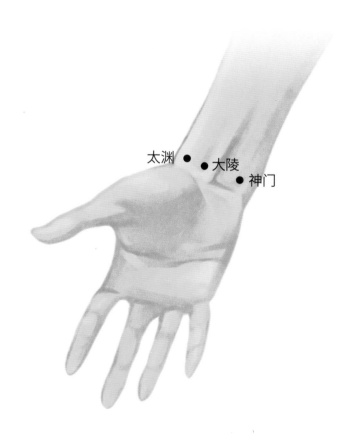

84 睡眠不好，与心和胆关系密切：
睡前闭眼，四指按摩渊腋穴、辄筋穴

睡眠不好与恐惧有关，与心和胆关系密切。

腋窝直下三寸并排两个胆经的穴位——渊腋穴、辄筋穴。四指并拢，可以同时按摩两个穴位，养心、安神、强胆、护肝。想起来就按几下，位置不用精确，按时要闭眼，深呼吸。

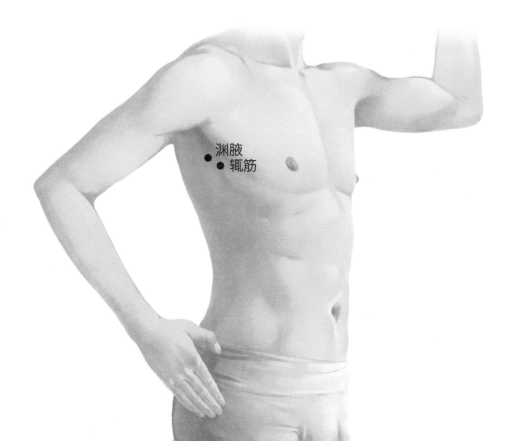

85 上火睡不着，搓揉耳后根

晚上十点左右，三焦经气旺，火气易发于头面。用食指和中指搓揉耳后根，可消解三焦经的火气，有利于睡眠。

通经络后困倦，沉睡最补气血，要睡足才好。

86 凡是养肾的方法，都对睡眠有益：搓脚心、揉涌泉穴、泡脚

凡是养肾的方法，都对睡眠有益。搓脚心、揉涌泉穴、泡脚，都是简单的补肾法。

排寒与强肾，在养生中很重要，常常会事半功倍。

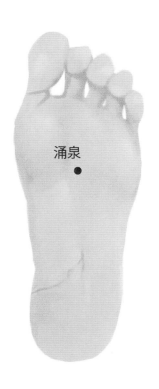
涌泉

87 肝血不足，则魂不守舍，睡梦不安：睡前捏揉十个脚趾甲，安眠又定惊

听人劝，吃饱饭。能早睡，便能早起，早起可做许多事。与太阳同起，顺天时，得天助，不用再补觉，不用整日昏沉，是一天最好的开始。

肝藏血，肝藏魂，肝血不足，则魂不守舍，睡梦不安。《黄帝内经》说："卧则血归于肝。"睡觉最养肝，睡觉最养血。

如何让血归于肝？睡前捏揉十个脚趾甲，每个脚趾甲捏揉半分钟。捏揉脚趾甲，就是打开养肝血的开关。"肝者……魂之居也，其华在爪"。

十个趾根部，都是病结处。想来揉一揉，散去诸风邪。安眠又定惊，平和消忧愁。

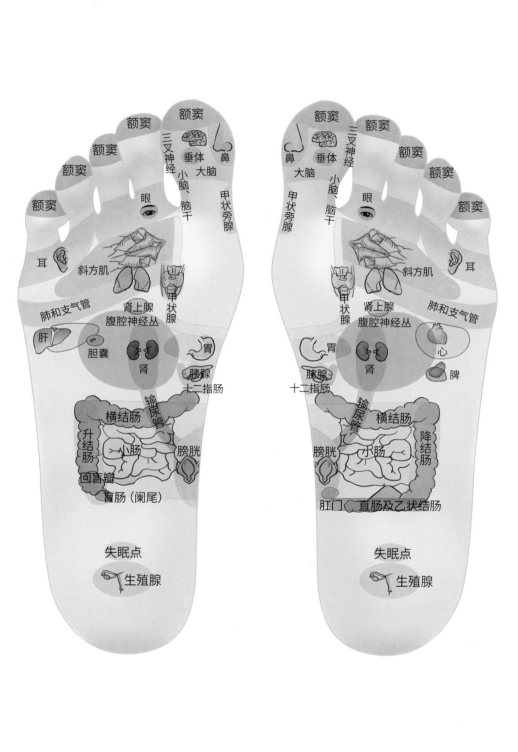

88 睡前多点揉昆仑穴，
防第二天早上眼肿

　　脚外踝后窝里面，藏着一个大穴，叫昆仑穴，是一个顺气、利水、活血、消肿的"开关"。没事儿的时候，就用大拇指点揉此穴。睡前多点揉，有助睡眠，还可以防止第二天早上眼肿。

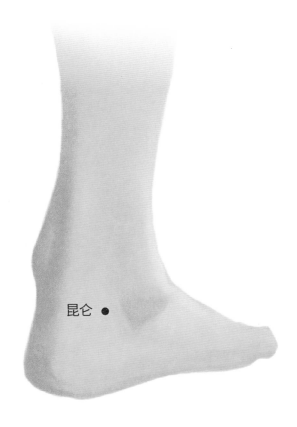

昆仑 ●

瘦身美颜篇

贅肉是身体的废物，
减肥就是清除废物

103 ~ 112

89 引血下行三部曲，可以让你自然地减肥

赘肉是身体的废物，减肥就是清除废物。谁来清除呢？充足而新鲜的气血。想清除哪里的赘肉，就把新鲜的气血引到哪里。清除的废物最终以"三浊"的形式从腹中排出。

让肚子里的气动起来，是排浊的第一步，容易见效，先积累一点信心。打嗝、放屁、肚子咕咕响，第一步就成功了。

生活习惯决定身体状态，只想改变身体状态，却还是保持原来的习惯——心里想去东边，脚却还往西走，想改变也难。

> 减肥是许多人健身的动力。
>
> 引血下行三部曲——推腹、跪膝、金鸡独立，
>
> 不以减肥为目的，
>
> 却可以自然地减肥。

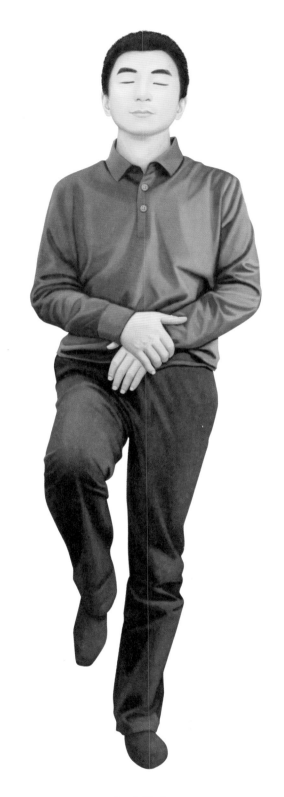

金鸡独立

90 起床前，
双手抱膝往怀里收，通便，减肥

每日起床前，做一个简单的动作，就可以通胃经——一条能够美容养颜的经络。仰卧，蜷起一条腿，双手抱膝，往怀里收拉，多停一会儿；再蜷起另一条腿，同样抱膝，往怀里收拉，多停一会儿。这个动作通胃经，有助于消食、通便、减肥，也算是一种推腹法。

一个动作，开启一个思路，顺着这个思路，可以做许多动作。

双手抱膝，把膝盖当作孩子呵护，躺着可以做，坐着同样可以做，对膝盖是一种很好的养护。

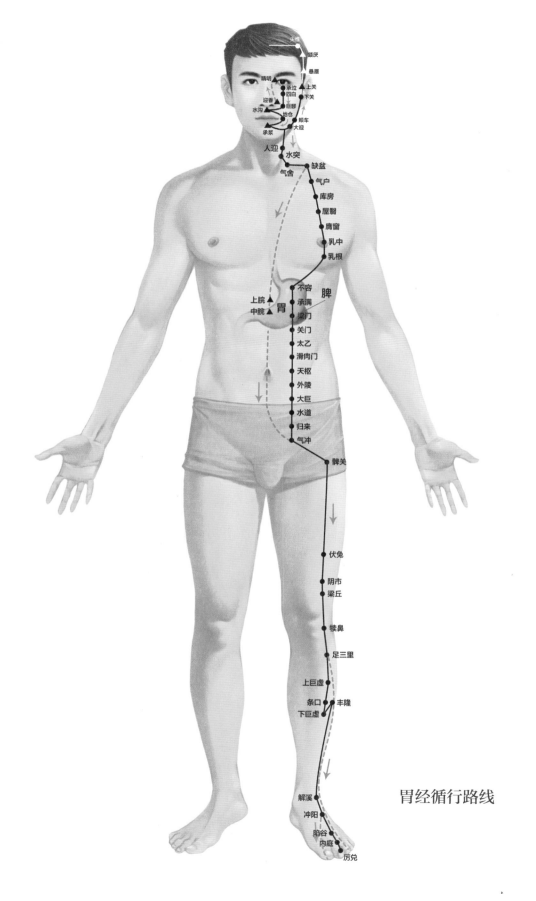

头维 颔厌

悬厘

睛明 承泣 上关
迎香 四白 下关
水沟 巨髎
地仓 颊车
大迎
承浆

人迎 水突
气舍 缺盆
气户
库房
屋翳
膺窗
乳中
乳根

不容 脾
上脘 承满
中脘 胃 梁门
关门
太乙
滑肉门
天枢
外陵
大巨
水道
归来
气冲

髀关

伏兔

阴市
梁丘

犊鼻

足三里

上巨虚
条口 丰隆
下巨虚

解溪
冲阳
陷谷
内庭
厉兑

胃经循行路线

91 "大把攥"按摩法，
适合身体各处赘肉多的地方

大腿后面不仅赘肉多，也是寒湿聚集的地方。暑天祛寒湿，借天之道，"损有余而补不足"。寒湿不早除，秋风一起，便成痰饮，容易引发咳嗽、腹泻。

大腿后面是膀胱经，可以用最简单的方法自己调理——用手大把攥大腿后面的赘肉，反复揉捏，能祛寒湿，还能减肥。

腋下胳膊根处，最容易生赘肉，戏称"蝴蝶袖"，由心经和小肠经管理。用手指一攥，自然就捏在了这两条经上——大拇指捏在了内侧的心经上，剩下的四指捏住了外侧的小肠经。用五个指头仔细捏揉赘肉里的筋，把痛点揉散。

常揉"蝴蝶袖"的好处很多：

养护心脏，调理肠胃，

缓解颈肩痛，顺便减肥。

"大把攥"按摩法，适合身体各处赘肉多的地方。攥住了，反复揉捏，不急不缓，把痛点揉散，是最舒服的按摩法。

92 手掌用力搓大腿正面，最能美容、健脾胃

安坐在椅子上，手掌用力搓大腿正面，最能美容、减肥、健脾胃、祛寒湿。也可分开五指，用掌根按住大腿根，前后晃腰，带动手掌搓热大腿正面。一试便会，好处太多。

93 常用掌根或指节推揉脚面，特别养颜

脚背是衰老的防护区，分布着肝经、胆经、胃经。常用掌根或攥拳用指节推揉脚面，可以舒肝、利胆、和胃，对面部的美容和乳房疾病的早期防护，作用明显。

94 没事掐一掐手背骨缝，
效果如同做了深度美容

手背是预防衰老的部位。
你要做的就是掐手背骨缝，不
过得先把长指甲剪掉。

食指与中指间、中指与无
名指间、无名指与小指间，在
掌背上都有骨缝可以掐到。没
事就掐一掐，效果如同做了深
度美容。尤其是无名指与小指
间的骨缝，这里有中渚穴，
掐此穴可以理气宽中，
排浊祛湿。

● 中渚

95 用掌根揉颧骨、太阳穴，是美容的诀窍

先用掌根揉颧骨，再用掌根揉太阳穴，最能舒肝利胆，是美容的诀窍。脸上有倦容，揉几下就可去掉。

96 叩首法，让容颜越来越好

健康的动力来源于心神。《黄帝内经·灵枢》说："神者，正气也。"叩首法养正气、通心神，每天做一次，护眼、护脑、护心。

叩首法美容的效果最好，

可以增强面部的血液供养。

相从心生，心神安定，气血充足，

相貌自然越来越好。

97 脸上长痘，
常揉小海穴、曲池穴，推腹、跪膝

肺主皮毛脾主湿，大肠当令在卯时。诸病于内形于外，以身观身便自知。

大小肠经长痘处，皆因脾胃不调和。小海曲池常揉按，推腹跪膝两方便。

衣服有汗味，不仅要洗衣服，还要洗澡。肌肤就是五脏的衣服，清洁肌肤，更要清洁五脏。

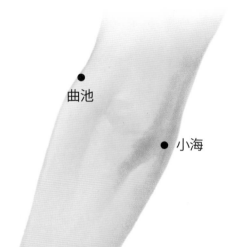

曲池

小海

调病篇

自修自练时时做，
自证自得渐渐通

113 ~ 152

98 足底反射疗法，就像全科医生，最易增强你的自信

身体不适，不知从哪里下手，找来足底反射区图，哪里不适就揉哪里。总之，不至于无计可施，无可奈何。

足底反射疗法的可贵之处，在于它的简单易行，它是专为懒人准备的法宝。找一张足底反射区图，上面五脏六腑、四肢七窍的反射区都和身体各部位一一对应。胃有病，就揉胃反射区；膝盖痛，就揉膝反射区；腰胯不适，就揉腰胯反射区……非常简单，就像脖子上挂着烙饼，张嘴就行。

足底反射区就像全科医生，揉心反射区补心，揉肝反射区护肝，揉淋巴反射区消炎……不分虚实寒热，不论五行阴阳，就像是照图组装玩具，一一对应。

有问题，答案就在身边，只要稍微有点儿信心，就找到了。别人比你强一点点，只因为他睁眼看，而你总闭着眼让他告诉你。

取得一点点成功，就会增强一点点自信。足底反射疗法，最容易增强你的自信。

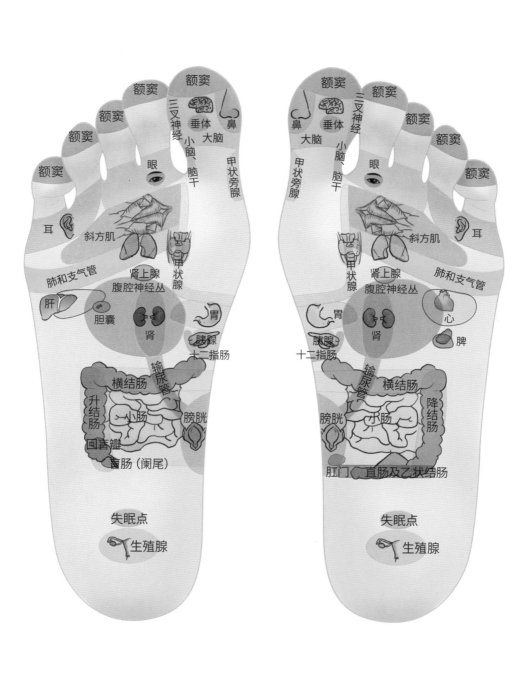

99 脏腑用力，
比肌肉用力省力且力大

大脚趾相对，双脚跟外展，形成内八字——这个动作专通脾经。然后高高抬起左脚跟，重重落地，再高高抬起右脚跟，重重落地。左右脚跟一起一落，前脚掌始终不动。虽说脚跟要重重落地，用的却不是脚的力量，而是肚子的力量。

脏腑用力，比肌肉用力省力且力大。

100 头昏脑涨，就揉揉昆仑穴

身体不适，精神不振，头昏脑涨，胸中堵闷，就揉揉昆仑穴。这个穴，可以让气沉下来，让心静下来。

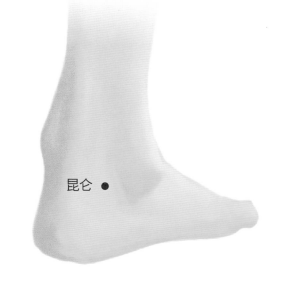

昆仑 ●

101 时时想着对身体好一点儿，做一点儿对身体有益的事

得病了，是身体要修补而发出的信号。心肾虚者，能睡，是在自动修补；不能睡，是虚不受补。

不受补，是补的空间被浊气占据了。推腹、拉筋，就是在排浊，拓展空间。

坐着就盘腿，站着就拉筋，

躺着就推腹，走着就坠足，随时都有事做。

时时想着对身体好一点儿，做一点儿对身体有益的事，就像关注手机信息一样，随时随地，自觉而持久。

102 要想安神，
敲打、按摩胸口上下左右

胸口处是心经与肾经交会的地方。心主神，肾主志，敲打、按摩胸口上下左右部位，有安神定志的功效。拳头敲，掌根按，闭眼静心。

103 身体莫名其妙出现疼痛，
揉足底腹腔神经丛反射区

足底有个反射区叫腹腔神经丛，蛋黄大的区域，在脚底中心偏内侧部位，能安定心神。莫名其妙地腹痛、头痛、牙痛、口腔溃疡、烦躁不安、睡眠不佳，用大拇指慢慢地仔细揉这个区域，治疗效果不错。

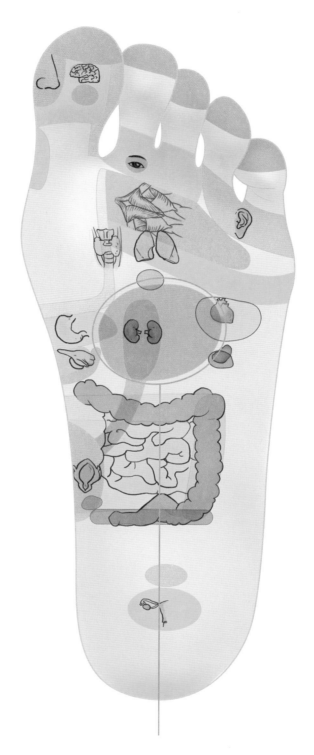

腹腔神经丛

104 百病从气生，气从膻中调

膻中穴是护心、保命的大穴，随时都可以揉一揉、敲一敲。

"百病从气生"，膻中穴是调气的总穴，气顺则病消。身体不舒服，心里不痛快，都可以闭上眼睛，轻轻捶打膻中穴及其上下区域。捶打一两分钟，症状就会缓解。

肺气不足难自律，肝气不和多抑郁，脾气不调常生疑，肾气衰弱胆量虚，心气不宁神无主，膻中调和是玄机。

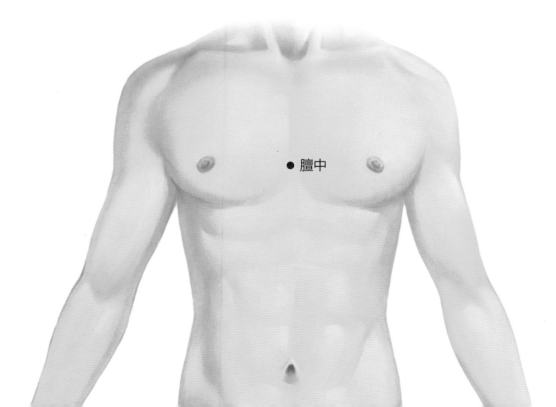

心脏是发动机，膻中穴是传动轴，肝、脾、肺、肾是四个车轮。膻中穴通，则上下通；膻中穴堵，则五脏皆病。

膻中莫忘时时敲，打嗝放屁浊气消。排痰流涕湿与寒，疏涤五脏是真传。

推腹不开因有寒，温暖肚腹当为先。膻中通管胸腹事，丹田大穴莫等闲。

自修自练时时做，自证自得渐渐通。莫失莫忘常自省，自律自由成本能。

105 要想听力好、眼不花，闭眼，每天用掌根压住耳背按揉

双手抱头，用掌根压住耳背，将耳朵堵严，用掌根隔着耳背按揉，力道揉进耳孔。揉时始终闭眼，眼耳相通，揉耳朵，聪耳明目。

心中有意象，动作才有力量。动作只是表达心力，有意象，怎么做都对；没有意象，动作只是照猫画虎。

106　两掌根对敲，身心常有意外惊喜

有个穴位叫大陵穴，在掌根腕横纹正中点，是多功能的大穴。胸、腹、胃、肠不舒服，心里烦躁、闷堵，头晕，恶心，还有口疮、口臭，试试按摩大陵穴，常有意外惊喜。点揉、掐按大陵穴，或者两掌根对敲，都有效果。

大陵穴是心包经的俞穴，也是原穴，别名心主，能定惊安神，心安则五脏皆安。若能同时用掌根按摩膻中穴，或用空拳敲打膻中穴，安定心神的效果会更好。

● 大陵

107 闭上眼，用食指用力刮双眉，特别养眼

闭上眼，用食指指节刮双眉。慢慢用力刮，会有很多痛点。常看手机、电脑，就要多刮，对眼睛有保养作用。闭上眼，很关键。

108 眼睛发痒、酸痛、流泪，视物昏花，用食指刮阳白穴

眉中直上一寸是阳白穴，如青天白日，善除心中阴郁、恐惧，是胆经的穴位。可常用食指指节刮按，对治疗眼睛发痒、酸痛、流泪，视物昏花都有效。

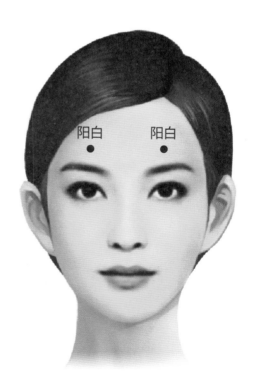

109 十个脚趾八个缝，常按护眼去上火

十个脚趾八个缝，就是八个穴——八风穴，最能顺气解郁，除烦安神。

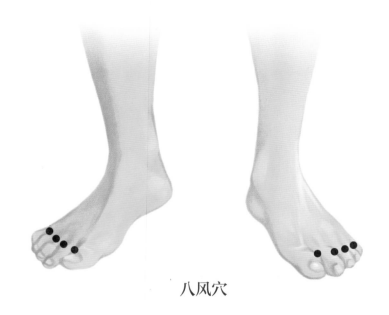

八风穴

每天都掐一掐八风穴，火气就不再上头面，可消头痛、牙痛、咽痛；引气血下行，对睡眠也很有帮助。

看电视、玩电脑时，想起来，就闭上眼睛掐几下八风穴，对视力最有保护作用。

相信，便行动，试一试，有感觉，便收获在身体里了。在头脑收藏，然后想一想，有道理，也是一种收获。

可用才可信，便是信用；不可用还信，便是迷信。

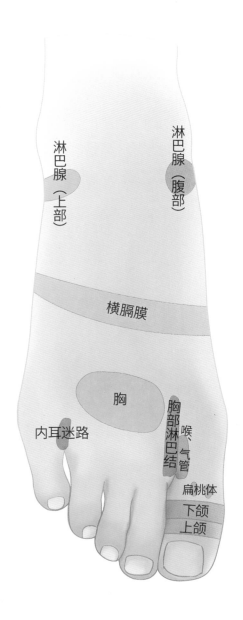

足背面

110 治眼睛酸涩，也治耳朵痛：
清冷渊穴、天井穴、风池穴

眼睛酸涩，就闭上眼睛，用拳头敲打肘臂后侧的三焦经（清冷渊穴、天井穴）二十秒钟。如果再用力点揉风池穴十秒钟，眼睛当即就会舒服。

治眼睛酸的穴，也治耳朵痛。经络、穴位帮你顺气，帮你疏通。一呼百应，一通百通。症状虽多，也许都在一条线上，牵一发而动全身。

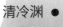

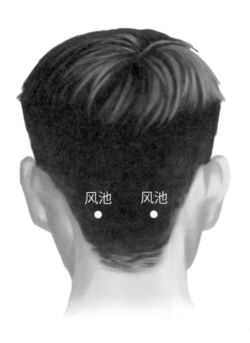

111 常耳鸣，常揉"爱耳穴"

奉上三个三焦经的"爱耳穴"——耳垂后面的翳风穴、手腕处的外关穴、手背上的中渚穴。没事就揉揉，对耳鸣、耳胀、耳痛都有疗效。

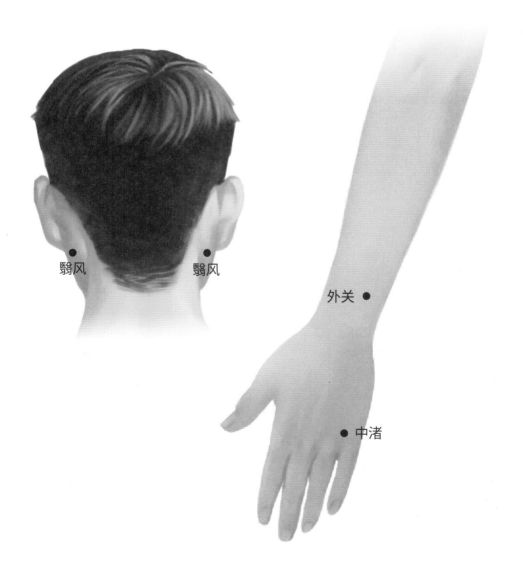

112 "止痒穴"，专止一时之痒：
血海穴、风市穴

　　脾经的血海穴、胆经的风市穴，都能止一时之痒。可以在穴位上刮痧、拔罐、点揉、敲打或艾灸。

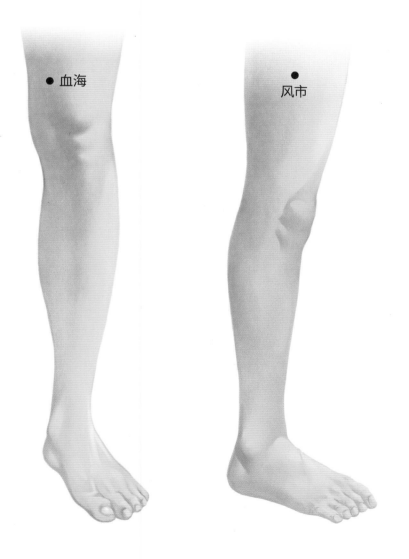

113 有反射痛，就有"止反射痛穴"

心脏有病，痛感有时会反射到手臂内侧；胆结石、肾结石，痛感有时会反射到中渎穴，或者胆俞穴、肾俞穴。这些反射痛，是身体在告诉你：揉这些经络、穴位，能缓解病症。

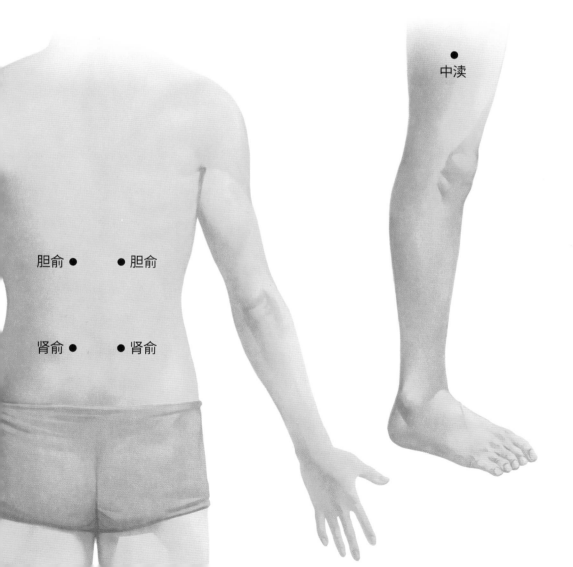

114 头痛的时候，
最好找与你亲近的人帮忙梳梳头

头痛的时候，很多人使劲掐头，使劲点穴。其实，头痛可以很轻松地缓解——改变紧张的节奏。找一个与你亲近的人帮忙，用手指肚，由轻到重地给你梳梳头，头痛很快就能缓解。你说："那我自己梳不是一样吗？"大不一样，你是紧张的，头是紧张的，手也是紧张的，梳起来就放松不了。

115 腰、腿、肩、背痛，
用拳头敲臀部的环跳穴

睡觉侧卧的时候，用拳头敲敲臀部。臀部肉厚，稍用点儿力无妨。泛泛地敲，寻找酸痛点，找到后，便可仔细慢慢敲，力度觉得舒服即可。无意中就会敲到一个大穴——环跳穴，通胆经和膀胱经两条经，作用显著。

慢性的腰、腿、肩、背痛，敲几天就能减轻。胆结石、膀胱结石，常敲便可预防。

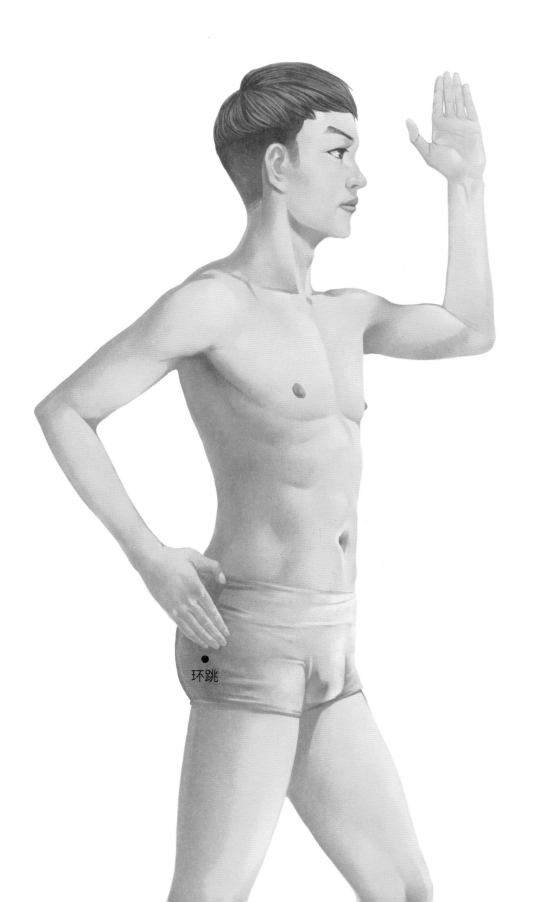

环跳

116　吹空调后头痛，
　　　脖子后自有"门神爷"

空调来了，头痛也来了，脖子后面有个"门神爷"——风池穴，可以挡住外来的风邪。做眼保健操时常按，可没几个人认真按。

这个穴护头、护眼、御风寒，非常值得尊重。闭着眼揉，若找不准穴位，并拢手指搓热这个区域也行。

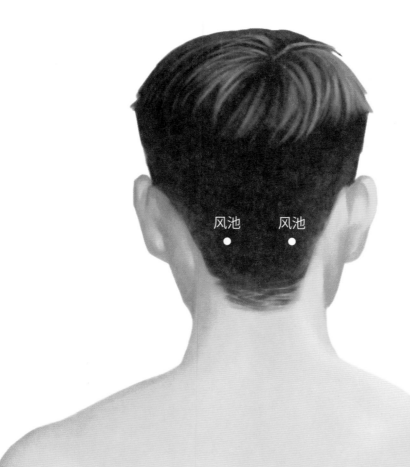

117 莫名牙痛，掐液门穴（无名指和小指指缝处）和无名指尖

牙痛通心，着急、上火、有烦心事，都会牙痛。三焦经的液门穴，生津、止渴、除烦，专治莫名牙痛。穴在无名指和小指指缝处，很好找。顺手掐一掐无名指尖的关冲穴，去火、除烦的效果会更好。

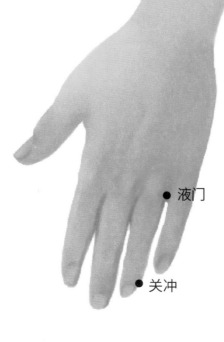

● 液门

● 关冲

118　治腰疼，不要一上来就揉腰

治腰疼的穴位最多，膀胱经上的委中穴、承山穴、飞扬穴、昆仑穴、申脉穴、金门穴；肾经上的复溜穴、太溪穴；胆经的阳陵泉穴、丘墟穴。哪个穴痛，就多揉一会儿，都很有效，不要一上来就揉腰。

119　人体自带"消炎穴"
—— 中封穴、商丘穴、丘墟穴

足内踝前下方凹陷中，有两个消炎穴：中封穴、商丘穴。

足外踝前下方凹陷中，也有一个消炎大穴——丘墟穴。丘墟穴是胆经的原穴，善消胆经炎症。头疼，目胀，耳痛；乳腺、胆囊、卵巢诸疾；坐骨神经、股骨头、膝盖痛，以及不明原因总崴脚，都与胆经堵塞有关。丘墟意为废弃的城堡，气血不易到达，需经常按揉。

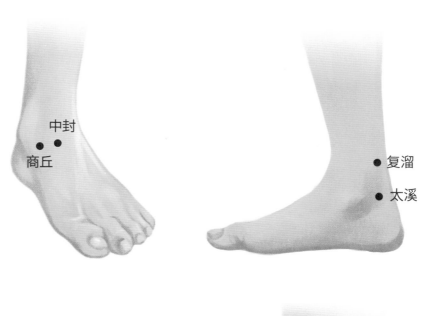

中封
商丘
复溜
太溪

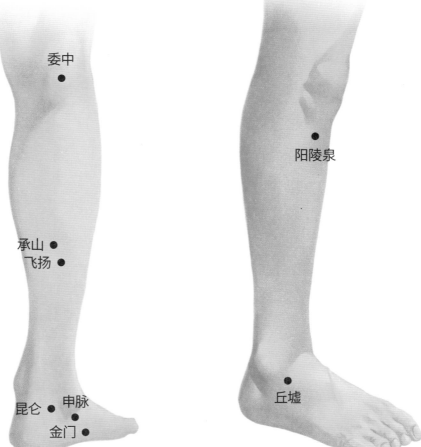

委中
阳陵泉
承山
飞扬
丘墟
昆仑
申脉
金门

120 咽痛牙痛脚跟痛，
肾经一条上下通

咽痛牙痛脚跟痛，肾经一条上下通。太溪要穴时时按，脾肾双补效如神。

121 揉搓耳朵与面颊交界的"通关要塞"，
头痛、牙痛、眼痛、耳痛都能缓解

耳朵与面颊交界处，上下虽只是几厘米的一小段，却是"通关要塞"。用你的食指，从耳垂起到发际，上下搓一搓、揉一揉，头痛、牙痛、眼痛、耳痛都能缓解。没事就做几下，权当预防。

相信便行动，行动才有收获。

122 大脚趾对身体的调节功效常常出乎意料

大脚趾对身体的调节功效太多，常常出乎意料。从趾肚到趾根，痛点多，仔细揉捏体会，好处因人而异。

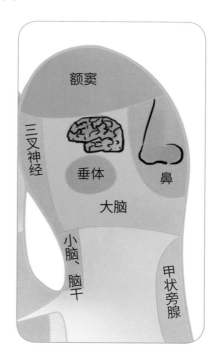

额窦

三叉神经

垂体

鼻

大脑

小脑、脑干

甲状旁腺

123 揉鼻骨，最能开窍通气

闭上眼，把食指横放在鼻孔下，揉鼻骨，最能提神醒脑，开窍通气，治鼻炎。

膀胱经的穴都治过敏性鼻炎。中医认为，过敏性鼻炎由虚寒引起。肺肾气虚，阳气不足，易感风寒。

124 蹲着走、深蹲抬脚法，调治鼻炎，增强体质

天凉了易感冒，易犯鼻炎，做做蹲着走，很有预防作用。蹲着走的要点，就是脚掌始终不离地，蹭着地面走，用的是腰和肚子的力量。走几下，就会浑身发热。

也可以做单腿下蹲起——一条腿向前伸直，另一条腿蹲起，通鼻窍，治鼻炎。左鼻堵，左腿伸直，右腿下蹲；右鼻堵，右腿伸直，左腿下蹲。常常做，慢性鼻炎慢慢就好了。

单腿下蹲起能治慢性鼻炎，但难度高。

可以换个简单的方法

——深蹲抬脚法，过渡一下。

先自然下蹲，然后抬起左脚，放下，

再抬起右脚，放下，反复做几次。

方法虽然简单，却能渐渐增强体质。

单腿下蹲起比较难做，可以扶着床边慢慢做。鼻子堵，做几个就通气，一试便知。这个动作还能调肺经、脾经、肾经、膀胱经，好处很多。

下蹲的动作都很好，能治鼻炎，其实主要是能改善体质。蹲坐、蹲起、蹲走都行，没有一定的标准，我只是提醒你有这种健身的方法。膝盖有损伤的人，就先别做。

还可以蹲坐起身，即蹲着坐下再站起来。可以坐在垫子上，然后用腹部力量站起来。

蹲不下，先跪膝；跪不了，先推腹；推不动，先敲打。

想做，就有办法；不想做，就有理由。

125 缺血性头晕，用双手向中间挤压脊椎两侧的肉

双手握拳，贴在腰后，把脊椎两侧的肉，同时向中间脊椎挤压，反复数次，暖肾健脾，活血祛寒。闭眼做，善治缺血性头晕。

126 长口疮，
按揉手三里穴能治

某日，看到一位网友分享的一个治疗口疮的要穴：手三里穴。它是大肠经的穴位，在小臂肉最多的地方，肘窝下找最痛的点就行。

这位网友的思路是：大肠经绕口一周，口腔里的事，应该归大肠经管。于是找到了手三里穴，一揉就见效了。

经络让我们懂得，原来人是可以自助的，而且有无限的自助空间。

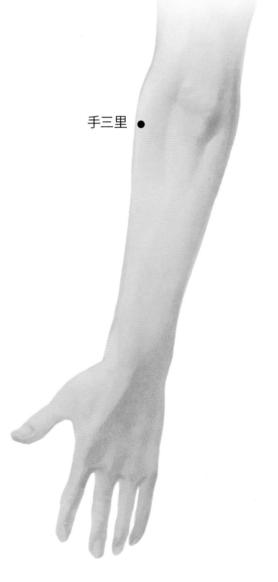

手三里

127 嗓子痛痒、咳嗽、喘，常与肾经有关

嗓子痛痒、咳嗽、喘，常常与肾经有关。握拳用指节按揉胸骨两侧的肾经穴位——俞府穴、或中穴、神藏穴、灵墟穴、神封穴、步廊穴。不用很准确，以痛找穴即可，若能再点按脚内踝下的水泉穴，效果会更好。

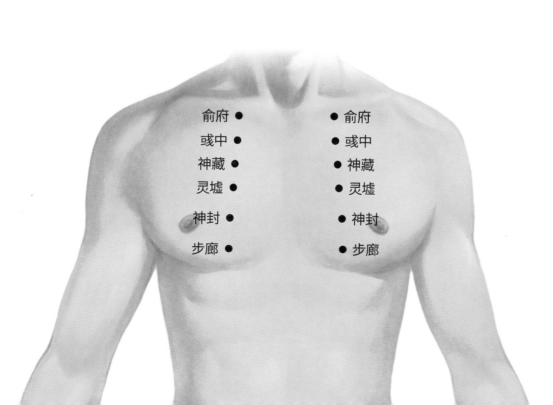

水泉

俞府 ● ● 俞府
或中 ● ● 或中
神藏 ● ● 神藏
灵墟 ● ● 灵墟
神封 ● ● 神封
步廊 ● ● 步廊

128 爱打呼噜，常揉鱼际穴

打呼噜属于心肺的问题，是气道不通畅。鱼际穴调理心肺，方便有效，在大拇指下隆起的肌肉处。没事就揉几下，利咽、平喘、止咳、治牙痛。

鱼际

129 小腿抽筋，揉小腿肚很快缓解

小腿肚像只橄榄球，两头尖，中间圆，有三个重要穴位——小腿肚正中央，是承筋穴；小腿肚下缘尖，是承山穴；小腿肚上缘尖，是合阳穴。这三个穴位都在膀胱经上，专治小腿抽筋。

养生有两个要点，一个是通气，一个是祛寒。气滞血瘀，寒凝血滞。气顺则血顺，寒去则阳生。

阴雨天坐在沙发上，双手揉捏小腿肚，最能祛湿寒。

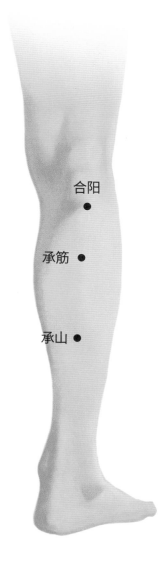

合阳

承筋

承山

130 胃不舒服，
通常不是胃的问题

胃病最多，治胃病的穴位也最多。最常用的是足三里穴，它是胃的"大管家"。胃不舒服，通常不是胃的问题。生气了，胃会不舒服；心脏供血不足，胃会不舒服；脾虚不运化或者受寒了，胃也难受。

因此，肝经的太冲穴、胆经的阳陵泉穴、心经的神门穴、脾经的公孙穴、膀胱经的胃俞穴都可以治胃病。

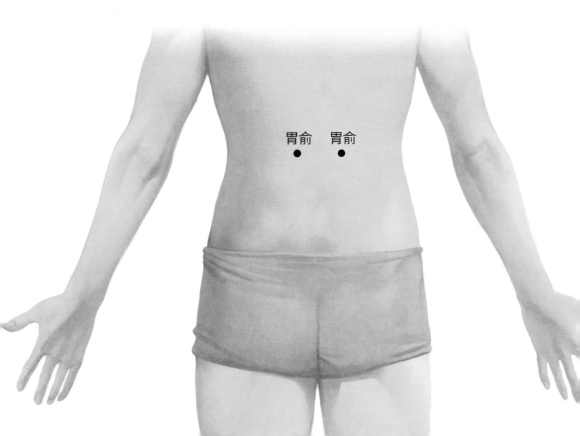

● 神门

足三里 ●

阳陵泉 ●

公孙 ●　● 太冲

131 两肋胀痛、口苦，揉揉阳陵泉穴会好

膝盖下的足三里穴，是调胃的主穴，但胃病多与肝胆气郁、不舒有关。足三里穴的外侧上方，有个比肩的兄弟叫阳陵泉穴，专解气郁。气郁通常表现为两肋胀痛、口苦。揉揉阳陵泉穴，或者拨动胆经的要穴，心情会变好。

132 小便不通利，按揉足内踝下后侧的痛点

小便通利，人才健康。肾经的水泉穴是一个大宝贝，既能补肾精，又能利浊水，最善激浊扬清，对妇科疾病、前列腺疾病，以及水肿问题，皆有调治之效。位置最好找，在足内踝下后侧，以痛找穴即可。

● 水泉

133 大便不好，点按中指指肚就能通

心包经是主管全身血脉的动力通道，上面的穴位如同游戏《赤色要塞》，要一关一关地通过。

平时用拇指指甲掐中指指肚，就是在点按心包经的中冲穴，去心火、除暑热、通大便。

点到为止，点就是要点、关注点、着力点，点太多，就没有点了。

找到自己的落脚点，从这里起步。你身上的痛点，就是你的落脚点。

中冲

134 脚麻找手背上的中渚穴，抽筋找脚背上的足临泣穴

我一说手背上三焦经的中渚穴能治脚麻，就有网友联想到用脚背上胆经的足临泣穴治抽筋。真是融会贯通。

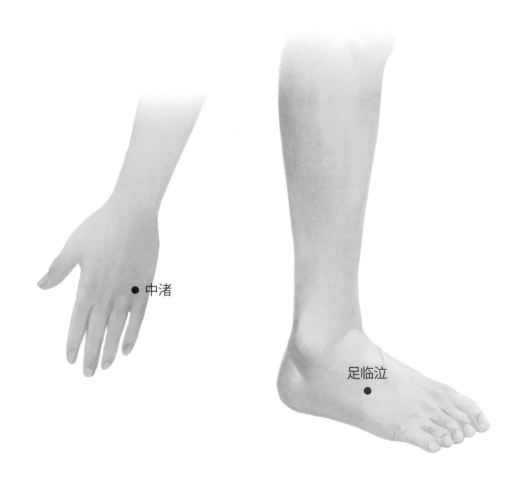

中渚

足临泣

135 崴脚后，马上揉揉脚上的地五会穴

脚踝关节经常扭伤，就要查看胆经。

崴脚是身体发出了信号，引起我们关注。此时可以揉揉脚上胆经的地五会穴（"五"指的是五个脚趾，能同时着地，就是"五会"），位置就在第四、五脚趾趾缝下两厘米左右的骨缝中，用大拇指一掐很敏感。这个穴位还能用来治眼痒、眼痛、乳痛、耳鸣。

看似只是一个穴，却连着一条经。表面症状掩藏内部隐患，觉察端倪，就可防患未然。

脚痛只治脚，痛难真正好。循经里面找，病在脏腑上。

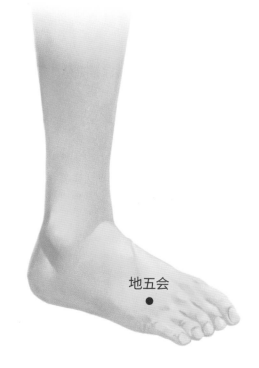

地五会

136 常揉脖后天柱穴，感冒难侵如守关

脖后大筋叫天柱，常揉常撽常明目。通利鼻窍散风寒，感冒难侵如守关。

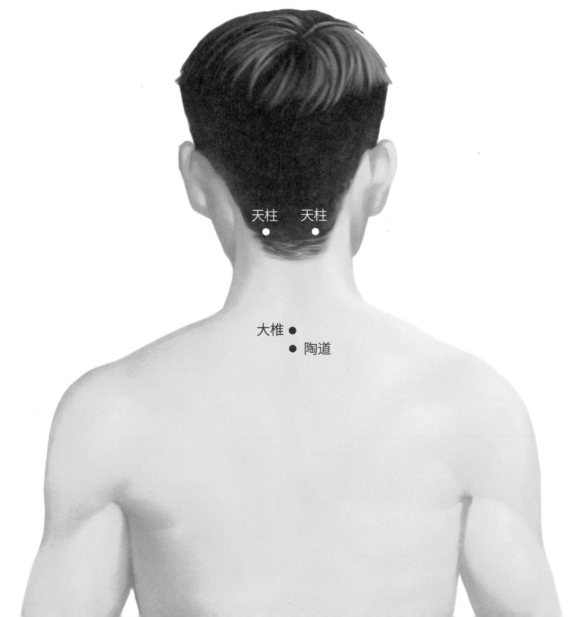

137 四指沿着后颈向下搓，对预防内热外感最有效

身体有快乐的穴位，举手就能摸到，就在脖子下面的脊柱上，抓痒的时候，通常会抓到它。这个穴叫陶道穴，即让你乐陶陶的通道，就在大椎穴下面。找不准，没关系，四指并拢，沿着后颈向下搓，搓热了就行了。这样做可以除胸中烦闷，散外来风寒，专治"冰包火"，对预防内热外感最有效。

138 让营养不再白白漏掉——常按漏谷穴，防治糖尿病

脾经有个穴位不错——漏谷穴（谷子都漏掉了，得了营养没能吸收），在内踝尖上六寸，三阴交直上四横指的骨肉交界处。对防治糖尿病有效，也是健脾祛湿、利尿消肿的要穴。

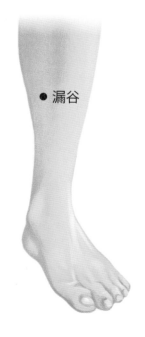

● 漏谷

139 调理慢性炎症，关键在去瘀生新：中封穴、商丘穴

调理慢性炎症，关键在去瘀生新，清洁环境。去瘀则炎症不再生，生新则炎症不复来。身体刚好有两个穴，一个管去瘀——肝经的中封穴，一个管生新——脾经的商丘穴。

这两个穴都在脚内踝骨前缘的凹陷中，中封穴的位置靠前上一点，商丘穴靠后下一点。用手大拇指按住凹陷处，一转脚腕，就都找到了。

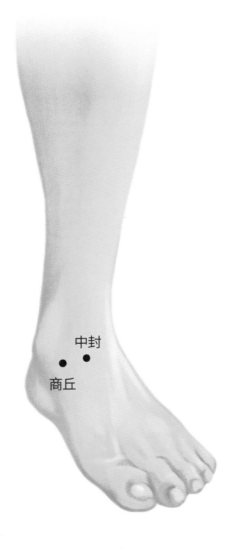

中封

商丘

四季保养篇

"春生""夏长"
"秋收""冬藏"

153 ~ 180

140 立春，敲打大腿内侧肝经，
正是应时当令

立春，好节气。能量蓄满，肝胆气旺，大有可为。

春雷震，肝气将旺，可以用拳头敲打大腿内侧肝经（内侧裤线上），以助升发阳气。此时郁结易疏，肝弱易强。

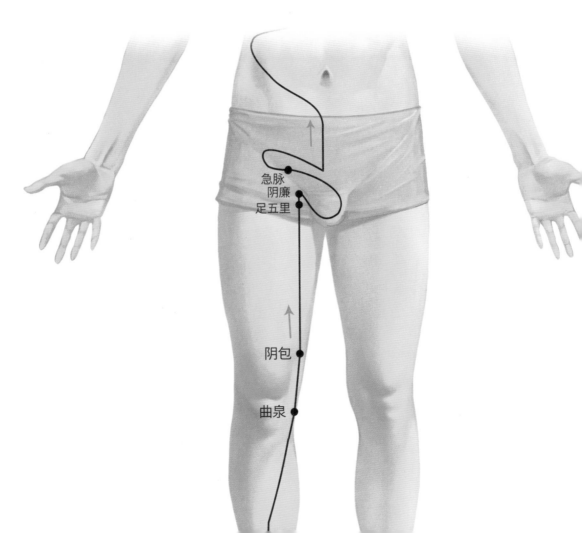

141 早春季节，人易怒，
要揉太冲穴，拨阳陵泉穴

早春季节，人最易怒，心生不满。这不是修养的问题——
你可以这样体谅别人，对自己，却不可以此为借口。揉揉太冲
穴，拨拨阳陵泉穴，怨气就消了。

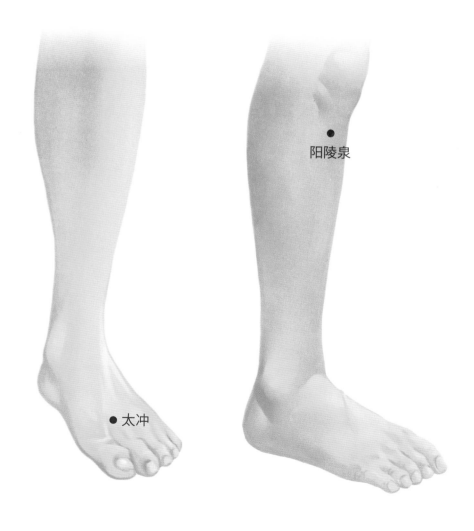

阳陵泉

● 太冲

春发之时肝火盛，易烦易怒难自平，广步闲庭疏五脏，化作阳气使志生。

春天，要对自己宽容一些，对别人大度一些，多鼓励，少批评。"生而勿杀，予而勿夺，赏而勿罚，此春气之应，养生之道也。"《黄帝内经》里的话，常在耳边；古代先贤的指引，时时谨记。

142 春天心烦、失眠、咳嗽，多按地五会穴、膺窗穴

地五会穴是胆经的经穴，在脚背第四趾与第五趾间的骨缝中，与太冲穴平行。太冲穴舒肝，地五会穴强胆，是春季养肝利胆的重要穴位。"地五会"，效如其名，五脏之精气在此汇聚，是大补穴，补而兼通，正合补养之道。

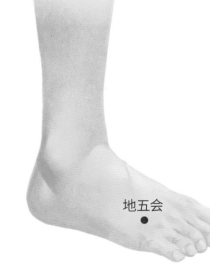

地五会

人体有扇大窗户在前胸——膺窗穴，专门疏散郁结之闷气，是胃经上的穴位，不用找得准确，只在乳房直上部位，用左拳敲打右胸，右拳敲打左胸，各十次即可。没事的时候，就敲一敲，可防治春天心烦、易怒、失眠、咳嗽……

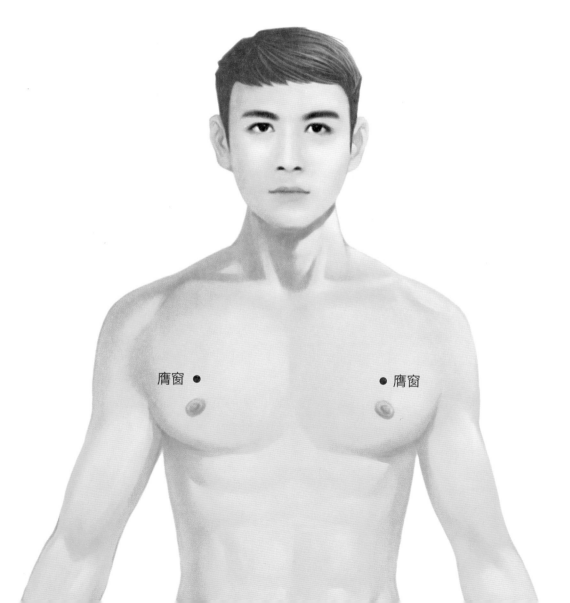

膺窗 ●   ● 膺窗

143　春天肝旺能量多，
转到脾上自调和

春天肝旺能量多，转到脾上自调和。太冲隐白阳陵泉，有余不足平则安。

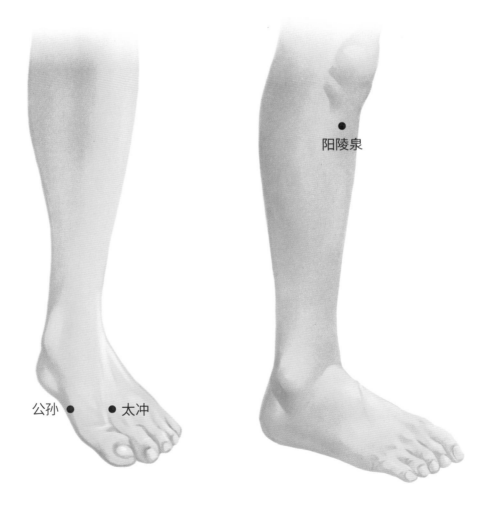

144 每天从足背太冲穴向第一、第二趾之间掐揉，消怒解忧

春天能量在肝，肝是多情、多忧之脏，在志为怒，情不得发，转而为怒。春天多揉足背太冲穴，并向第一、第二趾之间掐揉，抒情而消怒，解忧而散结，能量在自身转化。

145 夏季皮肤易痒、起疹，掐揉阴陵泉穴、血海穴正好

三伏长夏，湿气游走于脾经，皮肤易痒、起疹，此时正是阴陵泉穴当令，可用大拇指掐揉此穴，配血海穴效果更好。

● 血海

● 阴陵泉

● 太冲

146 暑热、烦躁，点揉少海穴降心火

暑热、烦躁、脸通红、流鼻血、午觉想睡睡不着，试试少海穴。少海穴是降心火的要穴。如揉左侧少海穴，可用右手拇指直接点揉此穴一分钟，也可以用右手拇指抠住此穴（剪短指甲），左臂握拳，屈肘、伸直，屈肘、伸直，反复十次。

147 天气湿热，心烦易怒，点揉劳宫穴、少府穴，清心安神，正应天时

天气湿热，心烦易怒，心血易耗散，与其怨天尤人，不如防护心神。别忘了，护心养血的劳宫穴就攥在你的手心里，它是守在心脏门外的护卫。

心脏还有一个"贴身侍卫"叫少府穴。一握拳，小指尖正点在少府穴上。天气湿热时，点揉此穴，清心安神，正应天时。

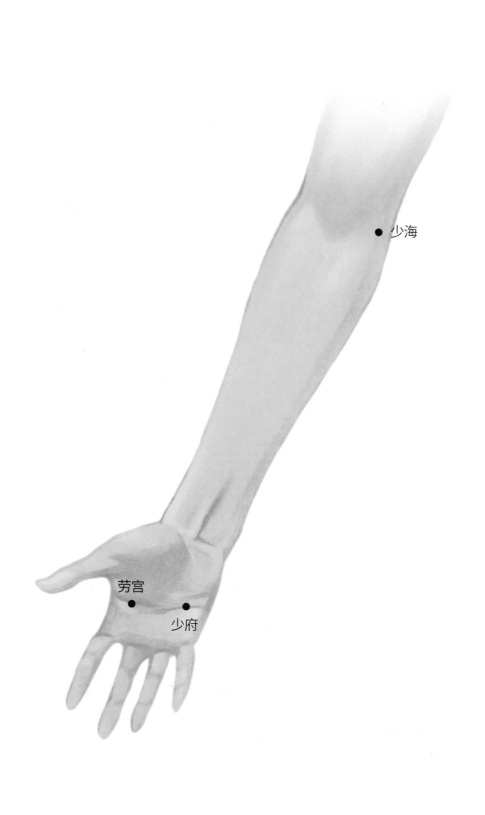

少海

劳宫

少府

148 暑湿天，胃口差，人没精神，握拳敲打章门穴

暑湿天，思虑多，肝脾不和，胃口差，人没精神。章门穴是舒肝健脾的要穴。"夹肘取穴"——用两肘紧贴两肋，肘尖与肋骨的接触点就是章门穴。

取穴无须精准，胖瘦也难统一。握拳敲打，随时可做。以肝有余的能量以补脾之不足，正所谓"损有余而补不足"。

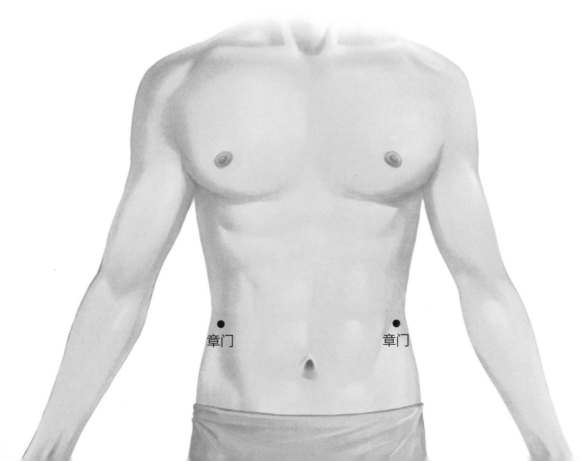

149 暑热长夏，脾主时令，当健脾祛湿

　　暑热长夏，脾主时令，当健脾祛湿。五脏取原穴，如肾经的太溪穴、肝经的太冲穴、脾经的太白穴、肺经的太渊穴、心经的神门穴；六腑取下合穴，如膀胱经的委中穴、胆经的阳陵泉穴、胃经的足三里穴、大肠经的上巨虚穴、小肠经的下巨虚穴、三焦经的委阳穴。

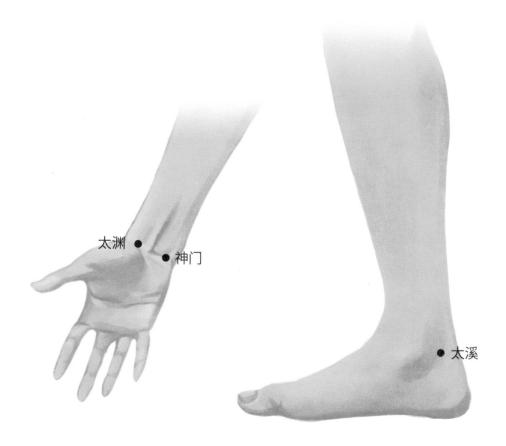

太渊

神门

太溪

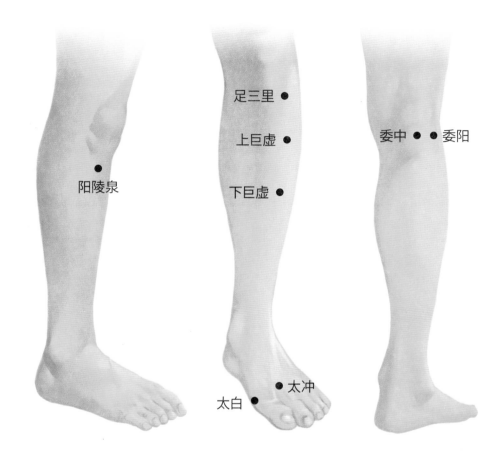

足三里
上巨虚
下巨虚
阳陵泉
太冲
太白
委中　委阳

腑为通，脏为补。补五脏，通六腑，虚者先补后通，瘀者先通后补。不通不补，不出不入。

健脾，不能只健脾。肾助脾阳，肝藏脾血，肺行脾气。五脏相通，本是一脏，一损俱损。

土豆最接地气，开胃消食，性味中正平和。土豆丝或炝炒，或醋熘，或凉拌，随人喜好，是暑天健脾的佳品。

150 秋天宜养肺，爱护鼻子就是养肺

秋天宜养肺，肺开窍于鼻，爱护鼻子就是养肺。大拇指根部下的肉最厚，侧面看像鱼肚子，叫大鱼际。两手交叉，将大鱼际搓热，然后热敷鼻子，对鼻子是最好的养护。

鼻子是经络汇聚的要道。鼻子敏感，简单的温热法就能直通五脏。

秘密常在不经意处、不起眼处，日用而不知。

穴位就像是按钮、机关，可以触动人体内部的五脏六腑。人体的孔窍是最大的穴位，看的、听的、闻的都是经络从外获得能量的通道。

鱼际

151 金秋唇干、咳嗽、便秘、眼袋加重，宜多揉小臂上的四个穴位

金秋十月，肺气正盛，易寒易燥，可多揉小臂上大肠经的四个穴位：手三里穴、上廉穴、下廉穴、温溜穴。左手大拇指揉右臂，右手大拇指揉左臂。

这几个穴都挨着，按摩起来非常方便顺手。既可防秋日之寒，也能解秋日之燥，对秋天唇干、咳嗽、便秘、眼袋加重，都可以缓解。

按穴下手要狠，按住不放，找准感觉，然后再随意按揉。最好闭着眼揉。

一按穴，就打嗝，就是按通了，按对了；一按穴，肚子里咕咕响，是最佳状态。

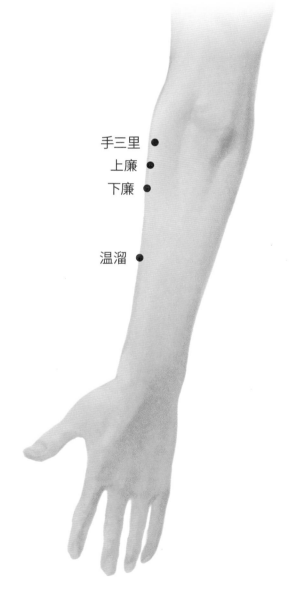

手三里
上廉
下廉

温溜

> 气顺了，人的病就从根上除了。

中秋前，气候是上热下寒，天燥地湿。此时喝酒生痰助火，少饮为好。新鲜瓜果，正合时令。

152 盘腿打坐，跪膝深蹲，常转脚腕，随时打盹，都是秋天的"节奏"

盘腿打坐，跪膝深蹲，常转脚腕，随时打盹，都是秋天的"节奏"。

急则生变，忙则出乱，防病养生，要先有一个静的开始，秋天收敛、肃降，正当其时。金秋，肺气所主，肺为治节之官，负责治理调节，重新安排身体的节奏，为冬天静养做好准备。

使用身体如排兵布阵，要清楚自己的能量，有余才能用，不足就要养精蓄锐。不然只会损兵折将，事未成，人已先伤。

153 秋风一起，当防寒邪

秋风一起，当防寒邪。气血遇寒邪，则凝滞不通，这是体内"三浊"积聚的原因之一。

风寒常常从后背的膀胱经进入。内热表寒可在后背刮痧、拔罐；内外俱寒，可在背俞艾灸，不喜艾灸的，可用热水袋温暖腰、背、腹。拉伸腿后的膀胱经也是祛寒的妙法。

推腹推不动，效果不佳，常常与寒邪有关。这时先温里散寒，再推腹，"三浊"就容易推开了。

温热能祛寒，睡觉能祛寒，强肾能祛寒。肾喜热恶寒，有寒者，温肾为主。

风寒束表，膀胱经所主。肾与膀胱相表里，调肾气以祛寒，用取嚏法。体表有寒，又取不出嚏，可先拉膀胱经，腿后筋就是膀胱经。拉筋是为了让膀胱经的寒凝松动，并导引肾气相助祛寒。再取嚏，便轻而易举。

三片生姜一根葱，祛寒如同膀胱经。取嚏泡脚灸背俞，体寒之人早做功。

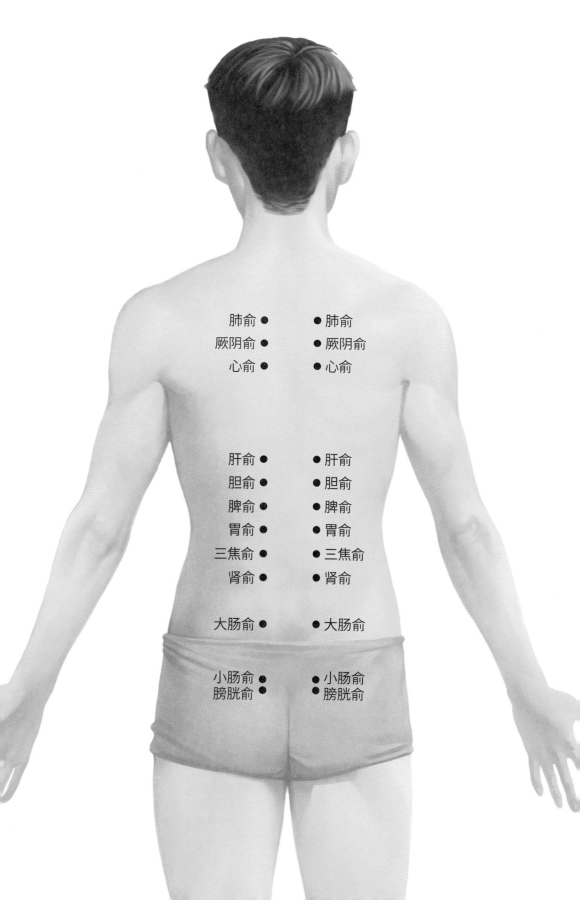

154 深秋多风，宜防 "风从颈后入，寒从脚底生"

深秋风多，易感风寒，"虚邪贼风，避之有时"，对风寒要善于躲避。

"风从颈后入，寒从脚底生"，脖子易受风，脚踝要保暖。

脖子后，发际下，有风府穴，常搓热；有风池穴，常点揉。

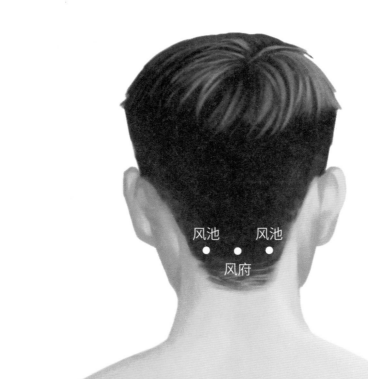

　　大腿两侧有风市穴，常敲打；脾经的血海穴，多捏揉，养血祛风，"血行风自灭"。

　　对后背膀胱经的风门穴，艾灸、拔罐，加固风门，早做防范。

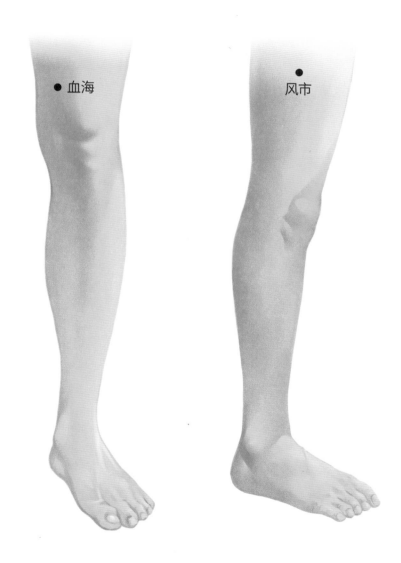

155 承山穴，
承担秋天防病重任的大穴

承山穴在小腿肚下缘正中点，穴如其名，实能担当重任。上通鼻窍，下疗痔疾，强健腰背，能散风寒，是秋天防病的要穴。

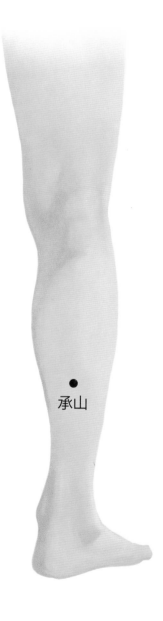

承山

156 晃步蹲走，能调各种鼻炎

天气转凉，御寒为先。单腿下蹲起能治鼻炎，可难度太大，不好坚持。晃步蹲走，人人可做，只要坚持，同样可以增强肺、肾、胃、膀胱的功能，既能御寒，也能防治各种鼻炎。方法简单：深蹲，脚跟不离地，身体左右晃动，拉动双脚蹭步前行。

晃步蹲走的要点，不是边走边晃，而是以晃代走。脚不用力，力量用在晃上，左右晃动，让脚不得不走。

锻炼的方法不用太多，凡是能让你在原点上用力的方法，都能让你事半功倍。能使上心肺的力量，能使上腰腹的力量，稍稍一动便浑身发热。

在原点上用力，就是精气神相合，牵一发而动全身，一处动，无一处不动，齐心协力。

你按穴位，不如让穴位按你；你通经络，不如让经络通你。选好了地势，让圆石自己滚落。

实践胜于说理，亲力亲为，两分钟的感受胜于两小时的思索。

157 冬天，树叶凋落，树根暗长，正是内养五脏的好时光

冬天，树叶凋落，树根暗长。对人来说，正是内养五脏的好时机。蹲行、跪走、慢跑、坠足，少用四肢之力，善用脏腑之力，少出汗，多保暖。顺天时，便有天助，自然而然，省心省力。

分享一个冬季养护心脏的方法——坐着，将左手放在左腿上，用右手手掌搓左手手背，用力搓十次，然后同样的方法，换左手搓右手。

158 冬至一阳生，宜借助节气之力通心阳，疏肝胆

冬至一阳生，借助节气的力量通经络——四根手指并拢，点揉腋下区域，通心阳，疏肝胆，祛寒湿，散结气。

闭眼攥拳敲尾骨，莫忘长强助肾阳。天寒地冻暖脊椎，腰眼命门常温灸。

坐在椅子上，将双脚并拢伸直悬空，尽量绷直脚面，稍停会儿，然后脚面内收，脚尖对着鼻尖，稍停会儿。反复做，腿脚很快会发热，祛胃经、膀胱经虚寒（此法是一个网友告诉我的）。

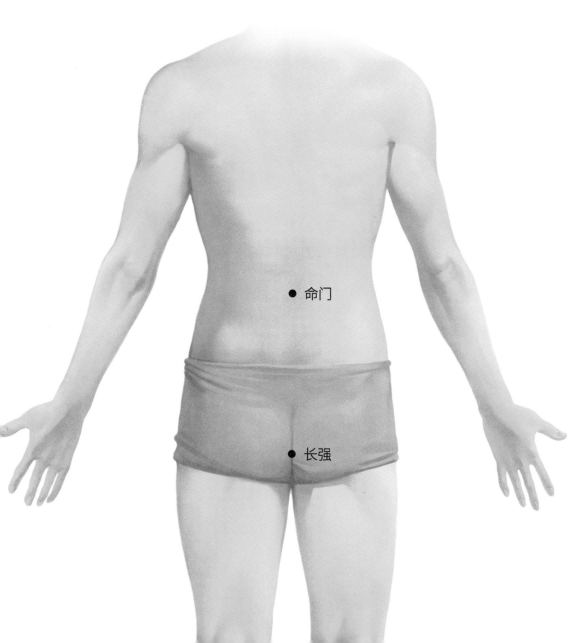

159 天冷，首先要保养鼻子

　　天冷，首先要保养鼻子。鼻为肺之窍，呼吸顺，则五脏调。手握空拳，拳眼下肉鼓起来的地方就是合谷穴，用这里轻轻快速敲打整个鼻梁，左手敲一分钟，右手敲一分钟。若左鼻堵，先用右手敲；若右鼻堵，先用左手敲。最后双手手指轻轻搓热整个鼻子。

　　合谷穴属大肠经，能通鼻窍，敲打时，始终闭着眼睛。

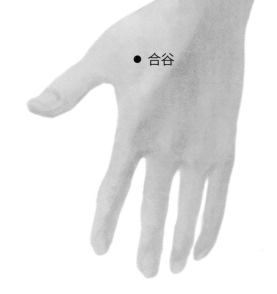

● 合谷

160 冬天，心窝下最易堵闷，用大拇指捏中指肚、食指、无名指和小指

　　天寒地冻，心窝下最易堵闷，这叫作"心下满"。有个穴位专治"心下满"，在中指尖，叫中冲穴，是心包经的井穴。用大拇指指肚捏住中指指肚，两指肚用力捏，捏的时候，肚子绷劲用力。虽用手捏，用的却是肚子的力量。每捏一下，肚子就鼓一下，两只手的大拇指和中指互相捏。做几次就会打嗝，心窝下就不再堵闷。

　　大拇指捏中指，治"心下满"，还可以再捏一下食指，通大肠经；捏无名指，通三焦经；捏小指，通心经、小肠经。

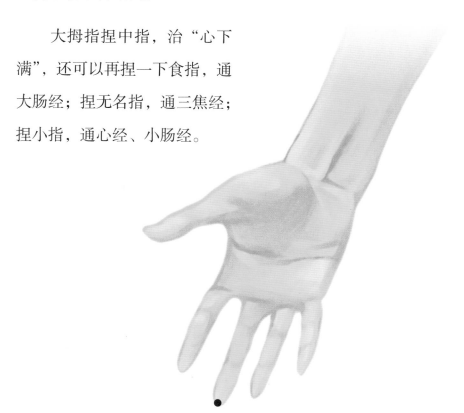

中冲

161 冬天，要多捏揉手指尖、脚趾尖，防治心血管病

冬天，要多捏揉手指尖、脚趾尖，让血液流向四肢末梢，既可御寒，也可防治心血管病。

也可用手指像弹钢琴一样，在桌面上敲击，能开胸顺气，平和心神，一扫抑郁情绪。

162 有三大"保镖"，整个冬天都不易感冒

身体防寒的三大"保镖"：脖子后面的大椎穴，两个肩膀的肩髃穴。每天早中晚，用手掌搓揉大椎穴十五下，揉搓两个肩膀半分钟，这样，整个冬天都不容易感冒了。

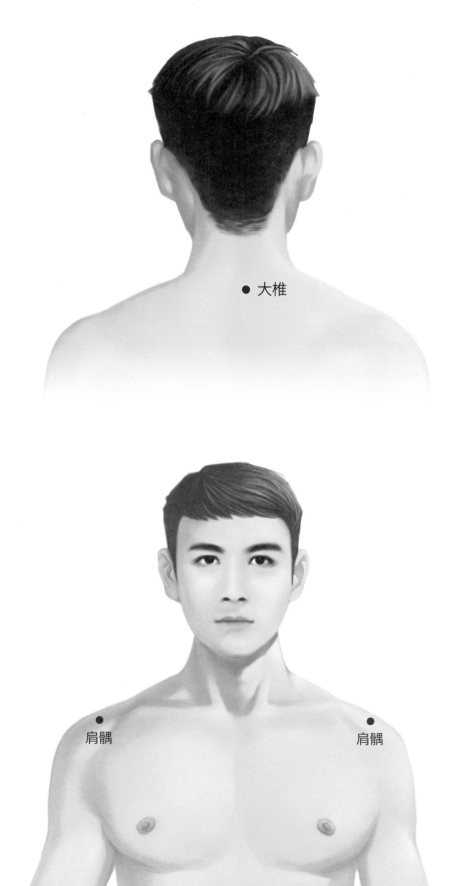

163 后脑勺，肾所主：
冬天宜常用掌根搓揉整个后脑

后脑勺，肾所主。冬天，常用掌根搓揉整个后脑，然后闭上眼深吸气，用空心掌将后脑敲一敲，是最简单的补肾法。

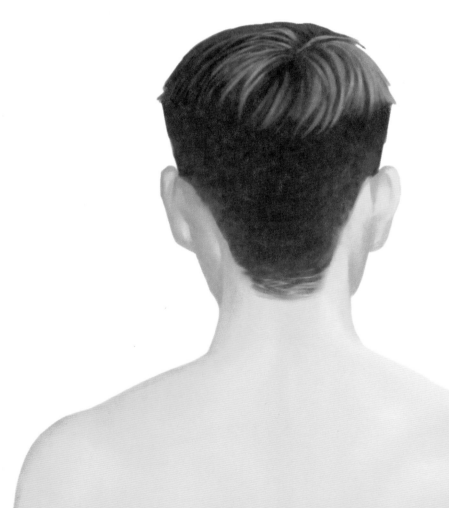

自愈篇

掌握了经络养生之法
便有了防病自愈之术

181 ~ 200

164 我信赖经络，就像信赖医术高明的医生

我信赖经络，就像信赖医术高明的医生。经络让我相信，我就是自己的医生。

一个穴位对应一个病症，就像灯与开关，这是本来的状态。只要经络畅通，穴位就始终能治病。

穴位就像是电线的插头，经络就像是电线，插上插头，灯亮不亮，先要看有没有电。气血就是电。

经络与五脏六腑本为一体，

经不是脏外之经，络不是离腑之络。

通经络正是为了通五脏六腑。

通经络很容易，经络都在自己的身上，想什么时候通就什么时候通。走路时不看外面的热闹，关照身体的感觉，也是在通经络。

经络是一生的良师益友，通过经络，可以学到感觉，学到信心，学到乐天知命。

学会一门手艺，便有了糊口之技，衣食可以自足；若是掌握了经络养生之法，便有了防病自愈之术，受益一生。

165 经络最实用、最好学，可深可浅

经络最实用、最好学，可深可浅。学得浅，就学一招一式：足三里穴治胃痛，手三里穴治口疮；学得深，就知道十二条经络与脏腑的关系，哪里有病，就治哪条经。

通经络，就像解绳扣，通常先散大结，再解小扣，比较省力。任督两脉是大结，十二条经络是小扣。大结先开，小扣易解。比如揉胸骨保心脏，就是先开心经、心包经在任脉上的大结。

学经络，刚入门，感叹"原来如此"。学多了，会觉得"不过如此"。再领悟，才发觉"不止如此"。《黄帝内经》说经络是"粗之所易，上之所难"。

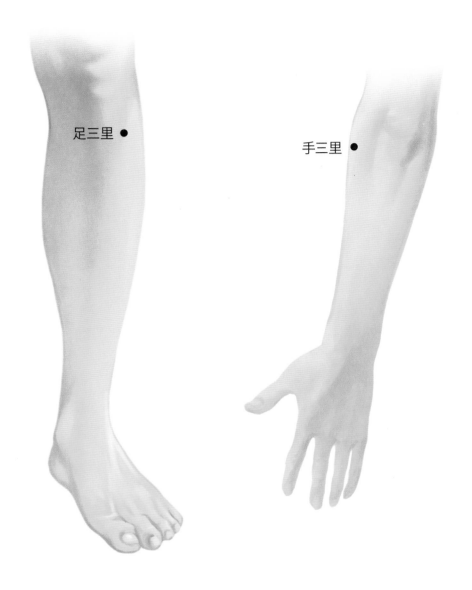

足三里 ●

手三里 ●

　　经络不光是一门学问，更是一种感受，不光是治病、止痛的工具，更是能量的通道。经络有无穷无尽的探索空间，十二条经络、三百六十五个穴位，不过是路牌、坐标，往里走别有洞天。

行气血，通经络，但气血不是每次都能顺畅通过，气不通则胀，血不通则痛。

有些人不会使用经络，可能是觉得经络太复杂，难以掌握。其实，只要深蹲就是在通脾胃经，只要左右转身就是在通肝胆经，只要上举臂就是在通三焦经、小肠经，只要侧压腿就是在通肾经、膀胱经。通经络是为了顺气，它的效果通常表现为打嗝、放屁。

如何与身体对话？经络、穴位就是对话之门。一按穴感到酸，是血不足；感到胀，是气有余；感到痛，是经络不通；感到麻，是气虚血少。按穴没感觉，此门不开，就换一个穴，有感觉才能对话。

一揉就痛的穴位，是好穴位。闭着眼，常揉这个穴，它会带着你找到这条经，然后找到你的病灶。不痛，有可能是气血通畅，也有可能是气血完全不通，麻木也不会有痛感（经络不通的时候会痛，经络将通未通的时候也会痛）。

对人、对事要有耐心，每个人、每件事都有自己的节奏，急不得。

通经络、按穴位没感觉，也没效果，大多不是因为穴按得不准，常常是因为气血不足。经络、穴位可以调动全身气血，可本就没气血，便无可调动。需要先养一养——养血、养气、养精、养神。

静心最养神，睡觉养精气，饮食能养血，不耗本自足。

166 经络贯通上下行，所过之处治所病

认识经络是感知身体，不是学习知识。一字不识，也可以掌握经络的奥妙。

经络贯通上下行，闲来看图自分明。所过之处治所病，敲敲按按症已平。

穴位最好找，因为不是你找它，而是它来找你。

委中穴平时藏在膝窝深处，不好找，可只要你腰痛，这个穴就会"露出头来"——轻轻一摸就痛。

足三里穴在膝盖下肌肉多的地方，有的人找不到，可只要你胃痛，拿拳头轻轻敲膝盖下面，就会痛得叫出声来，这时想找错足三里穴都难。

　　通经络、穴位有两面性，一好一坏，揉完可能立即舒服，也有可能暂时更不舒服。若只求一招一式，马上就好，就会难以接受不舒服的一面。

　　按摩后，打嗝、放屁、肚子咕咕叫，效果最好。

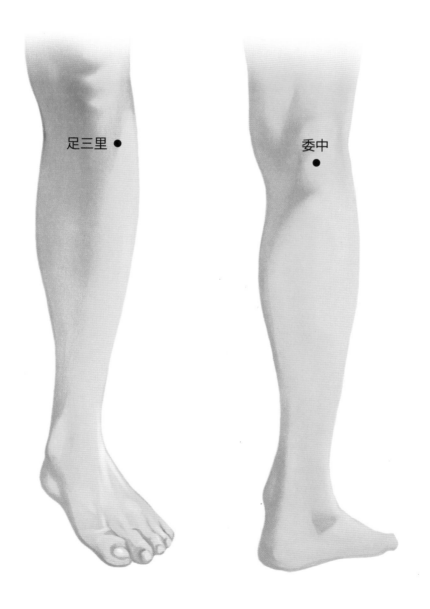

除了按摩，把语速减慢，心平气和地说话，也是在通经络，也是在按摩养心、安神的穴位。

调理经络、穴位，不能操之过急，急则生怨气，欲速则不达。

找不准穴位也无妨。揉上揉下，敲左敲右。只在这个区域，哪里敏感，就多敲几下。习惯了就会顺其自然，一切都不纠结。

如何按揉经络、按摩穴位？轻松随意，不用纠结补泻、起势、收功、次数、时辰……量力而行，心里舒服，循序渐进，自用自得。揉经络，最终是为了获得感觉、获得自信。

微合二目神气收，再揉经穴效不同。慢慢呼吸心意缓，默默观照似听风。

法无定法因人用，法无高下因时更。寸长尺短皆便利，推敲点按任我行。

167 八会穴

关于"八会穴",古人总结了一个经络要诀:"腑会中脘,脏会章门,筋会阳陵泉,髓会绝骨(悬钟穴),血会膈俞,骨会大杼,脉会太渊,气会膻中。"

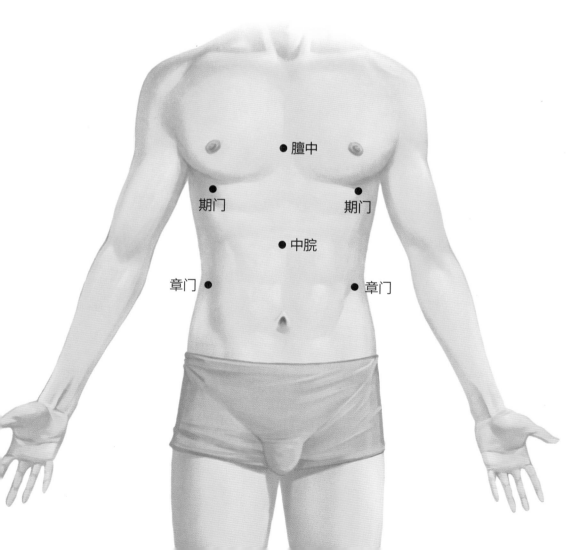

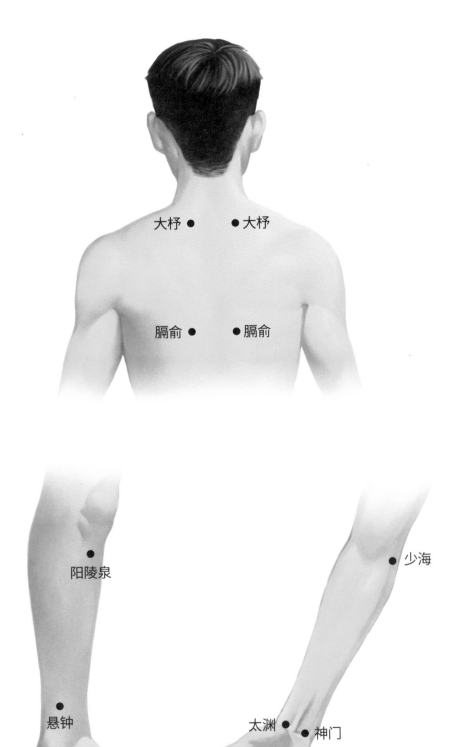

大杼 ●   ● 大杼

膈俞 ●   ● 膈俞

阳陵泉 ●

● 少海

悬钟 ●

太渊 ● ● 神门

168 身体的能量可以"损有余而补不足"

身体的能量可以转换，"损有余而补不足"。

若心血不足，肝火又旺，可以揉太冲穴至行间穴，泻肝火，补心血，一举两得；若心火盛，烦躁汗多，可先用肾水浇浇心火，揉心经的少海穴，然后揉心经的神门穴、脾经的大都穴至太白穴，把多余的心火转到脾经去。火能生土，脾得运化，能量就不会浪费。

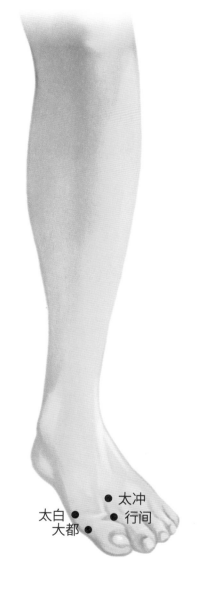

太冲
太白
行间
大都

169 心包经是身体的"保险丝"

心包经是身体的"保险丝",若是堵了,身体就"断电"了。没事的时候,就多点揉手腕上的大陵穴——右手大拇指用力点住左手腕横纹的正中点,即大陵穴,会让你觉得心里敞亮。

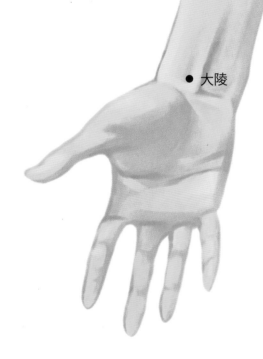

● 大陵

170 胆大能妄为,孤胆是英雄

胆是"中正之官,决断出焉",肾之募穴在胆,髓之会穴在胆,胆治骨所生病,十一脏皆取决于胆。胆为中精之腑,清净之腑,奇恒之腑。胆大能妄为,孤胆是英雄。

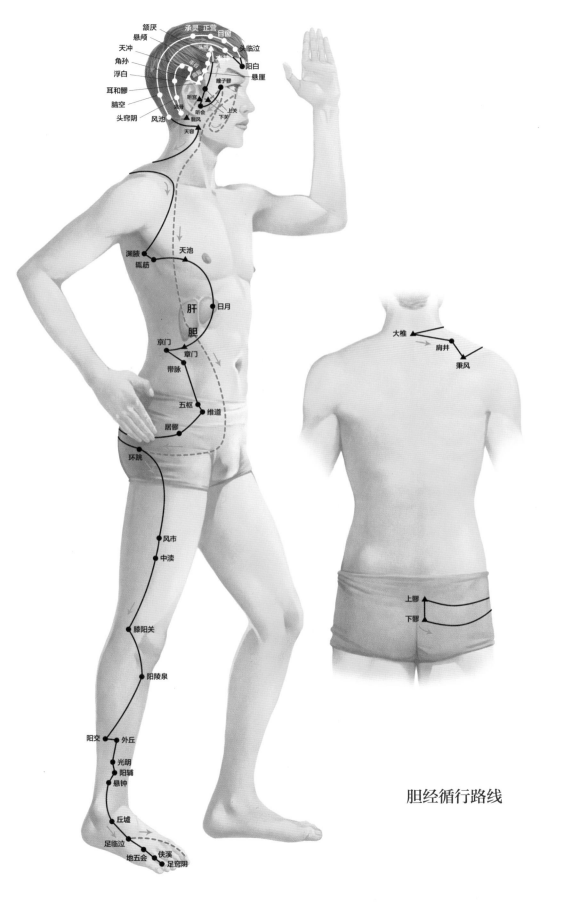

承灵 正营
颔厌 目窗
悬颅 头临泣
天冲 阳白
角孙 悬厘
浮白 瞳子髎
耳和髎 上关
脑空 听会 下关
头窍阴 听宫
风池 翳风
天容

渊腋 天池
辄筋
肝
胆 日月
京门
章门
带脉
五枢
居髎 维道
环跳

风市

中渎

膝阳关

阳陵泉

阳交 外丘
光明
阳辅
悬钟

丘墟
足临泣
地五会 侠溪
足窍阴

大椎
肩井
秉风

上髎
下髎

胆经循行路线

171 心有怨气病难消，三焦专调气之病

"三焦者，决渎之官，水道出焉。"三焦经有助于排脏水，如果这条经堵了，尿就不通畅。简而言之，记住两个穴——外关穴和支沟穴，就在戴手表时表盘的位置，看手表的时候就揉两下，哪个痛就多揉揉。

无名指上，是三焦经；手背腕处，是三焦经；肘臂后，是三焦经；肩膀上、脖子上、耳朵后面都是三焦经。知道两个点，就能连成一条线。

支沟 ●

外关 ●

三焦治气所生病，心有怨气病难消。点拨膝窝委阳穴，脐下石门常推敲。

三焦亥时正当令，应时当令天人应。顺时而行行无阻，推窗望月看星星。

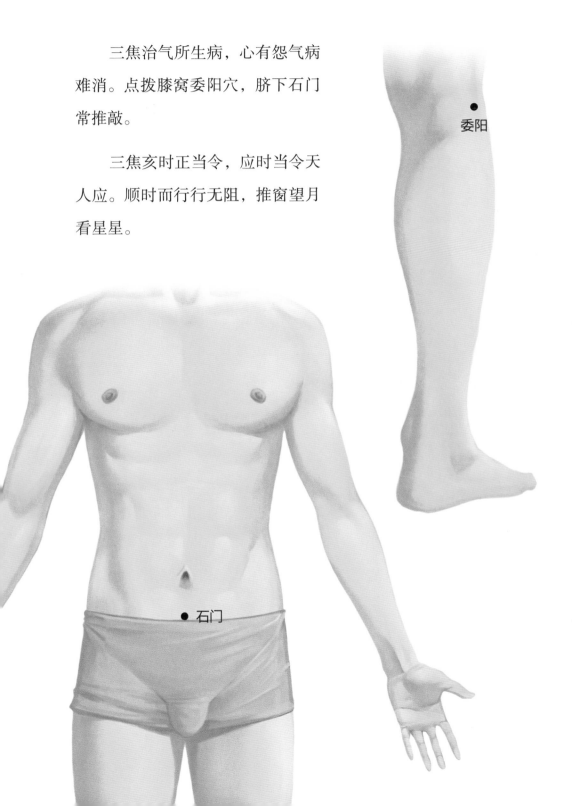

172 天泉穴，保命大穴

天泉穴是心包经的穴位，在大臂内侧，腋前纹下二寸，是一个保命的大穴。

心脏主五脏，必须保持强健。每日想起来，用大拇指指节揉几下天泉穴，通心暖肾，祛四肢寒，除心下满，善消恐惧。

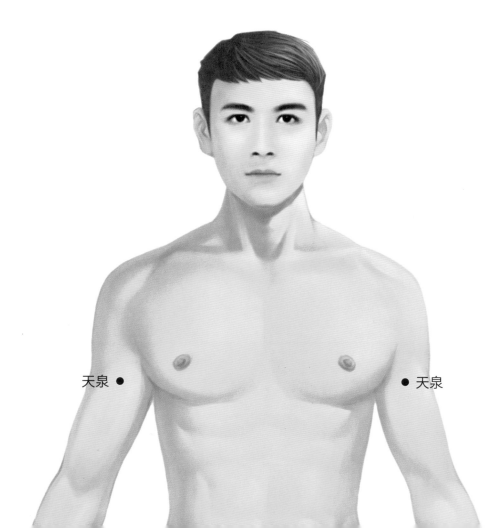

天泉 ●　　　　　　　　　　　● 天泉

173 一法打通肝经、脾经、肾经三经：双脚夹沙包，比谁甩得远

小时候，我常玩一个游戏——双脚夹沙包，比谁甩得远。想起来，这真是一个锻炼经络的好方法，可以锻炼肝经、脾经、肾经三条经络。小孩儿做这个动作，轻而易举，成人做这个动作，就有难度了。有难度就降低难度，可以做假动作，不用沙包，也不跳跃，只是把感觉找到，反复做，借假修真。

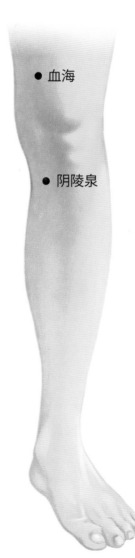

● 血海

● 阴陵泉

174 点揉血海穴、阴陵泉穴，相当于喝山药薏米粥

坐在沙发上，盘起一条腿，用左右大拇指同时分别点揉这条腿上脾经的血海穴、阴陵泉穴，可祛湿热，效果类似喝山药薏米粥。

175 生精补肾，常揉肾经的太溪穴、复溜穴、筑宾穴

想清血中之浊，常揉肾经的太溪穴、复溜穴、筑宾穴，三穴成一线，好找也好揉。从太溪穴一点一点向上揉到筑宾穴，闭上眼睛揉，会更专心。多揉痛感强的地方。

血尿同源，清者为血，浊者为尿。此三穴激浊扬清，既能利尿祛湿，又可生精补肾。

176 支气管不适，与肾经有关

肾经通着支气管，观察经络的走向，找到病因，支气管不适与肾经有关。其实，打喷嚏也与肾经有关。肾经的太溪穴和复溜穴，补肾、通肾。

筑宾

复溜

太溪

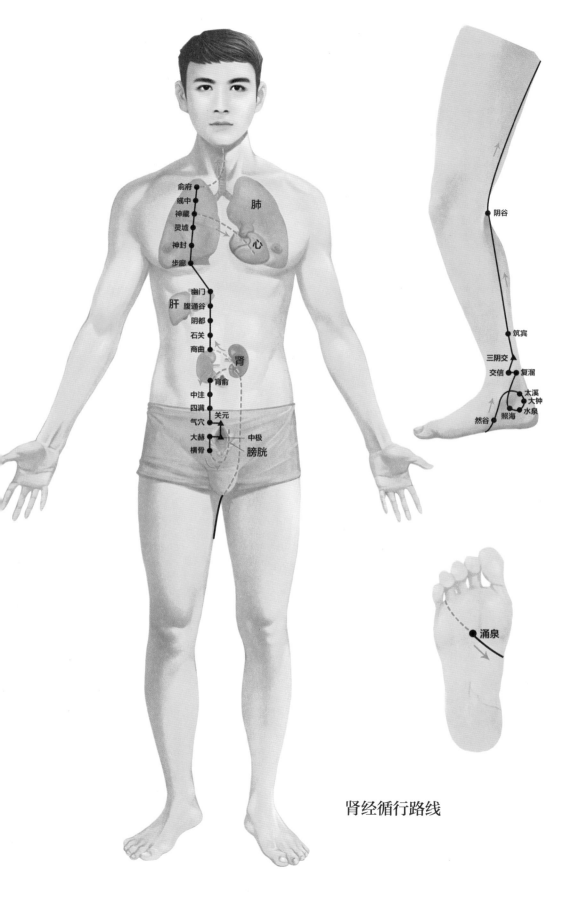

俞府
彧中
神藏
灵墟
神封
步廊

肺
心

肝

幽门
腹通谷
阴都
石关
商曲
肓俞
中注
四满
气穴
大赫
横骨

肾

关元
中极
膀胱

阴谷

筑宾

三阴交
交信
复溜
太溪
大钟
水泉
然谷
照海

涌泉

肾经循行路线

177 身体湿气重，昆仑穴最能利湿

大拇指点揉脚外踝后凹陷处的昆仑穴，最能利湿，去腹中浊水。左手拇指点按左脚，右手拇指点按右脚，非常方便。每天坚持揉几分钟，效果会逐渐显现。

你亲自体会了一个穴的神奇，就能再发现其他穴的神奇。一个连一个，惊喜不断，不招而自来。

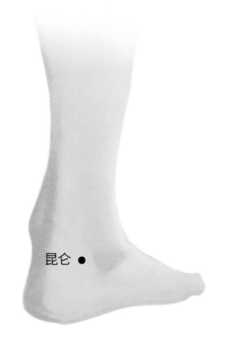

昆仑 ●

178 最简单的经络健身法——从喉咙下推到耻骨，从发际下推到尾骨端

前面从喉咙下推到耻骨上，后面从发际下推到尾骨端。可以用掌心，也可用掌根，边揉边推。每天全家人互相推揉几分钟，就是最简单的经络健身法。

年轻篇

养生的一个总方向
就是减缓衰老

201 ~ 220

179 衰老多按膻中穴，肾虚常寻太溪中

皮肤松弛缘于肺，赘肉难消病在脾。面色无华心血少，肤暗生斑肝胆瘀。衰老先从膻中起，牙缺发落肾精虚。

肺敲侠白时时护，心揉青灵面色荣。脾健公孙赘肉少，肝胆光明一穴通。衰老多按膻中穴，肾虚常寻太溪中。

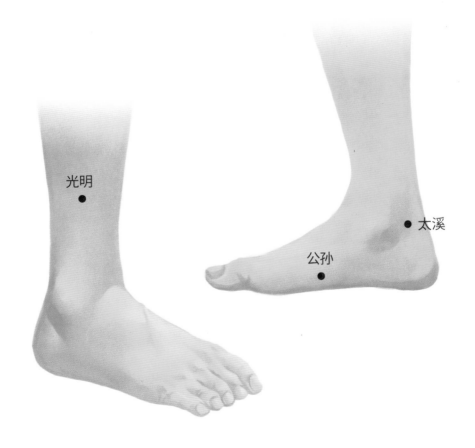

光明

太溪

公孙

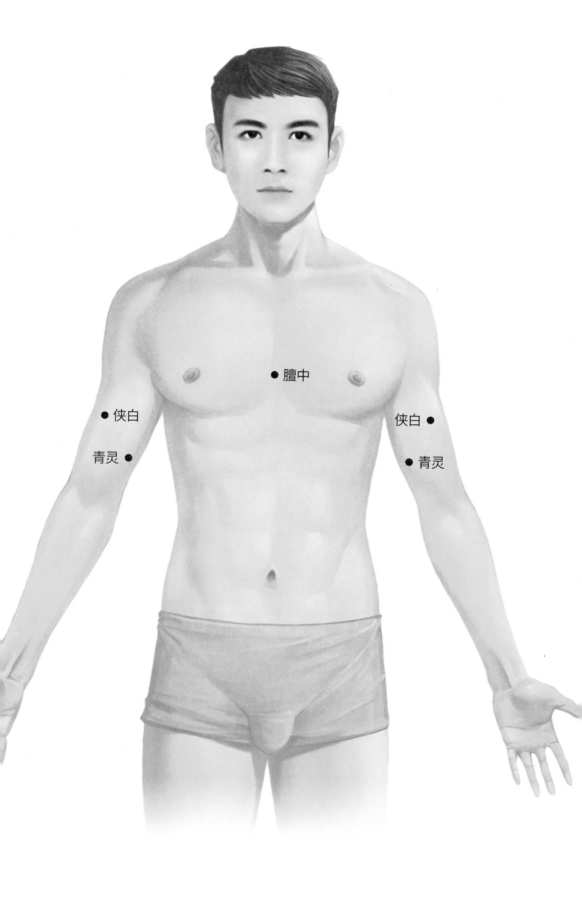

侠白

青灵

膻中

侠白

青灵

180 拉筋、双盘、深蹲
都是受益一生的功夫

想拉筋，每天都拉一拉，不知不觉就拉开了。想双盘，坐着就盘一盘，自然而然就盘上了。拉筋、双盘都是受益一生的功夫。

筋，贯穿整个身体，拉筋不光要拉躯干四肢的筋，也要拉五脏六腑的筋。深蹲，静静地待一会儿，就是在拉脏腑的筋。

深蹲、盘腿时，如果脚发麻，掐揉手背的中渚穴，可以立即缓解，对小腿抽筋也有效。

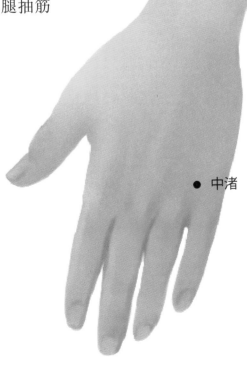

● 中渚

181 防衰老，要从头开始

人老先老大脑。步履蹒跚、老眼昏花，都是脑子的事。防衰老，就要从头开始。

头前的印堂穴，头顶的百会穴，头后的脑户穴都是开窍醒神的要穴。可以点按，可以用指尖敲打，可以用前掌揉搓。开窍醒神，就是预防头脑衰老。

补肾为生精髓，精髓为养大脑。脑为"髓之海"，髓海不空，人就长寿。

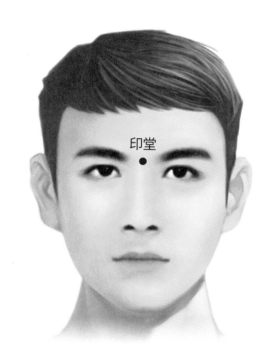

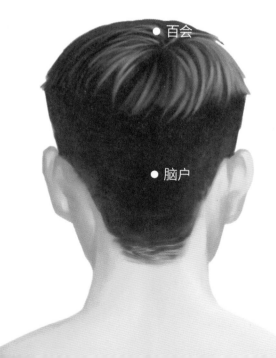

182 推印堂穴，开窍醒神

推印堂穴，能开窍醒神。印堂穴在两眉之间，可以用食指和中指从鼻根向上直推到发际，也可以用拇指点揉印堂穴。印堂穴是预防衰老的穴位，可以常给父母揉一揉。

精力不足，人便懒散懈怠，心思也游离不定，或无所事事，或敷衍了事。养足精神再做事，事半功倍。

183 京门穴能防恐惧，飞扬穴善祛寒，都能助肾一臂之力

肾抵御风寒，也抵御恐惧，随时随地，都在调用精力。

肾经与胆经相通的地方，是肋胯交接的京门穴；肾经与膀胱经交接的地方，是小腿肚外侧的飞扬穴。前一个能防恐惧，后一个善祛寒，都能助肾一臂之力。

恐惧暗耗了肾大量的精血，风寒盗用了肾大量的阳气。"主明则下安"，心里明白了，就不恐惧。"虚邪贼风，避之有时"，知道了风寒的危害，就会及时躲避。

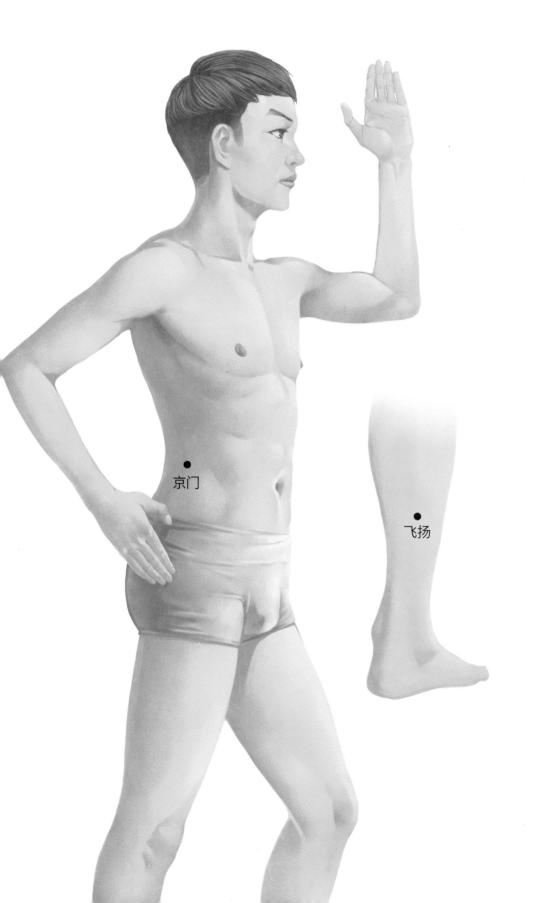

京门

飞扬

184 养生重在阴阳和，人中正是交合处

忙里能偷闲，就是养生。只要一分钟，点点水沟穴（人中穴），敲敲膻中穴，就够了。这一分钟如同放在上衣口袋的微型闹钟，常常响起来提醒自己：节省气血，不要耗散。

养生重在阴阳和，任督两脉共参酌。人中正是交合处，一掐方能神气活。

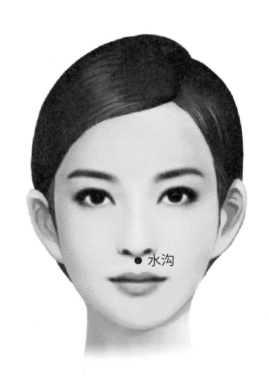

水沟

185 脚跟，肾气聚集之所

脚跟，肾气聚集之所。脚后跟与小腿连接处，有一根硬筋，用大拇指内侧骨节揉这根筋，可以补益肾气，通利膀胱。

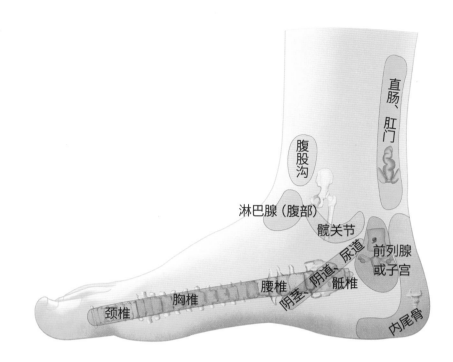

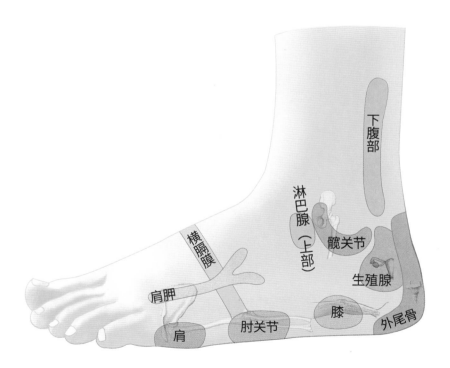

足部反射区

186 肾经有三穴，合力功效奇

齿松脱发揉太溪，复溜
筑宾顺敲击。都属肾经防衰
老，三穴合力功效奇。

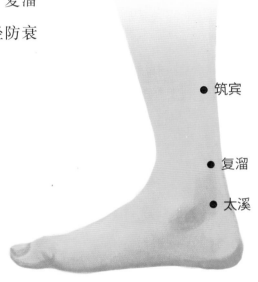

● 筑宾

● 复溜

● 太溪

187 健骨自有道

水沟穴（人中穴）是督脉大穴，对腰脊有很好的养护作
用，可常用食指点按。点按时闭目，鼻深吸，口慢呼。

脊椎与肾经有关，骨骼与胆经有关。常揉肾经养骨健骨，
常敲胆经防骨生病。《黄帝内经》上说，胆经治骨所生病。

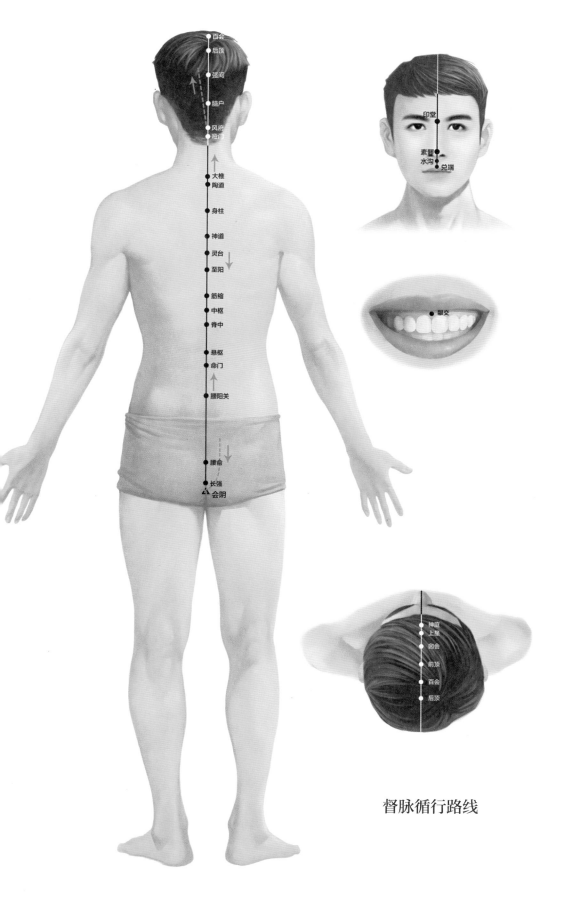

百会
后顶
强间
脑户
风府
哑门
大椎
陶道
身柱
神道
灵台
至阳
筋缩
中枢
脊中
悬枢
命门
腰阳关
腰俞
长强
会阴

印堂
素髎
水沟
兑端

龈交

神庭
上星
囟会
前顶
百会
后顶

督脉循行路线

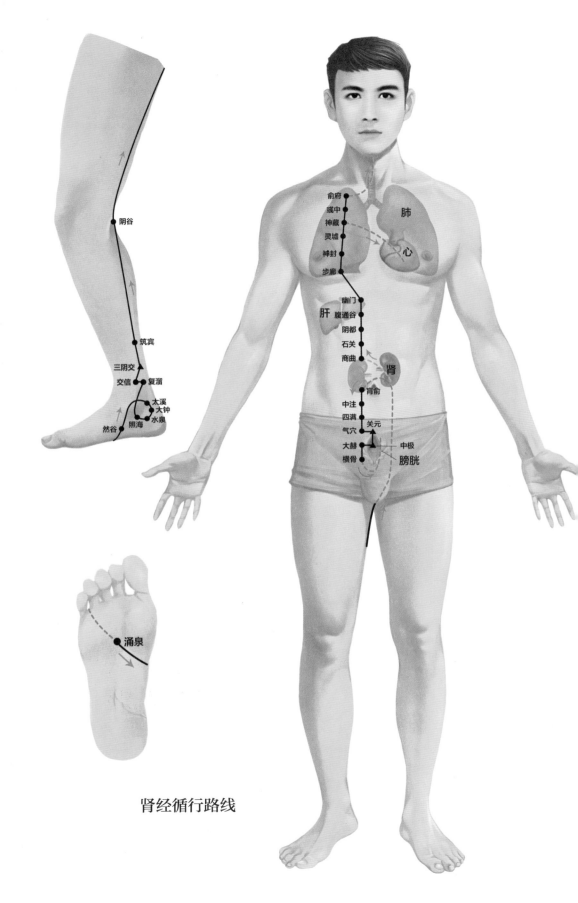

俞府
彧中
神藏
灵墟
神封
步廊
幽门
腹通谷
阴都
石关
商曲
肓俞
中注
四满
气穴
大赫
横骨
关元
中极

肺
心
肝
肾
膀胱

阴谷

筑宾
三阴交
交信
复溜
太溪
大钟
水泉
然谷
照海

涌泉

肾经循行路线

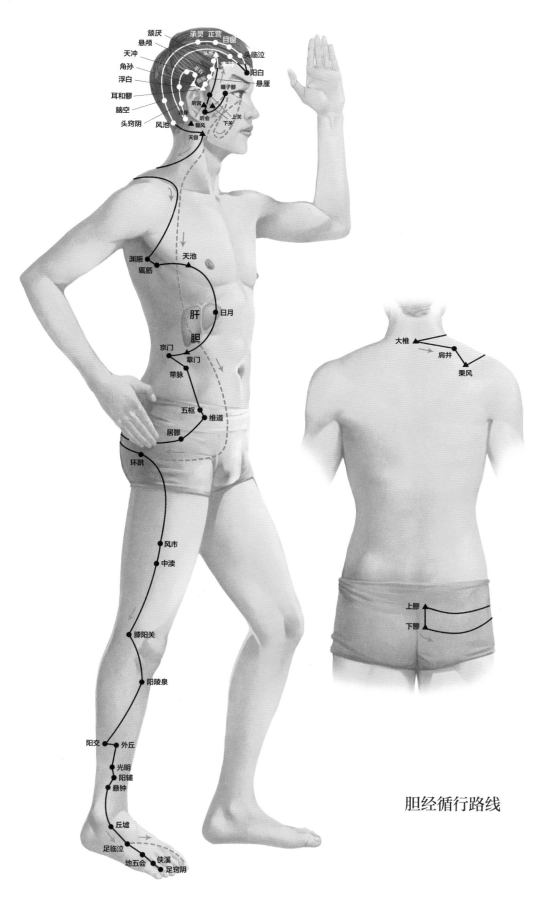

胆经循行路线

188 两掌根同时按揉京门穴，
好处不可尽数

两侧肋骨下缘，各有一个京门穴。用两掌根同时按揉，舒肝利胆，交通心肾，利水强腰。常边敲打边按揉，好处多多，不可尽数。

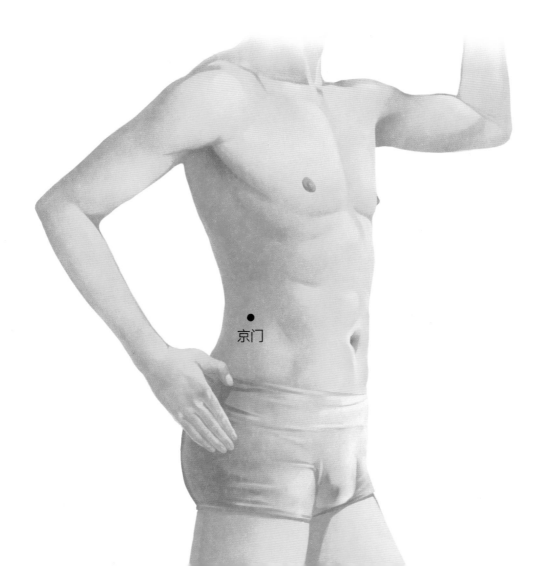

京门

189 人有"两命"，
保命在膻中穴，长命在关元穴

人有"两命"，保命在膻中穴，长命在关元穴。

心是命，肾是根。命有根，便能长久。常揉膻中穴，能保命；常温关元穴，可长寿。

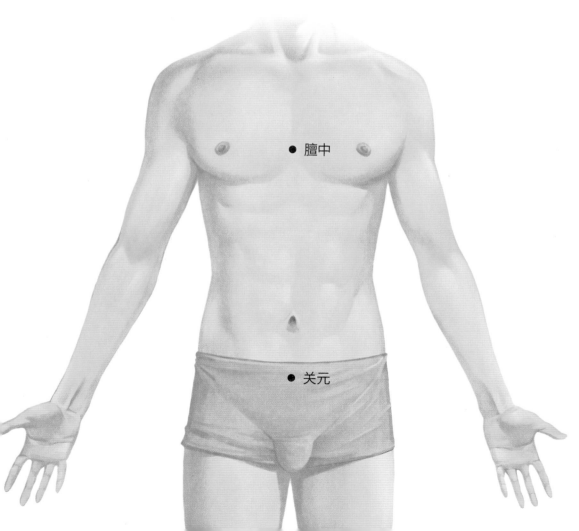

190 胸骨大穴通，五脏六腑皆通

膻中穴是调气的总穴，清气、浊气都聚于此；璇玑穴是分清泌浊的枢纽，使浊气入胃肠，清气入胆囊。两穴常按、常敲，微妙玄通，受益无穷。

五脏六腑阴阳和，以通为顺如江河。神门而入魄门出，留下清精排出浊。

胸骨上大穴多，且各主一脏：膻中穴主心包，玉堂穴主肝，紫宫穴主脾，华盖穴主肺，璇玑穴主胆。常敲打则五脏皆通，气顺以和。

191 人有"三觉"，命中三宝

多揉眉心开心窍，常按膻中散心结，久温关元通心肾。

人有"三觉"——神聚眉心常观觉，气聚膻中常感觉，精聚关元常直觉。

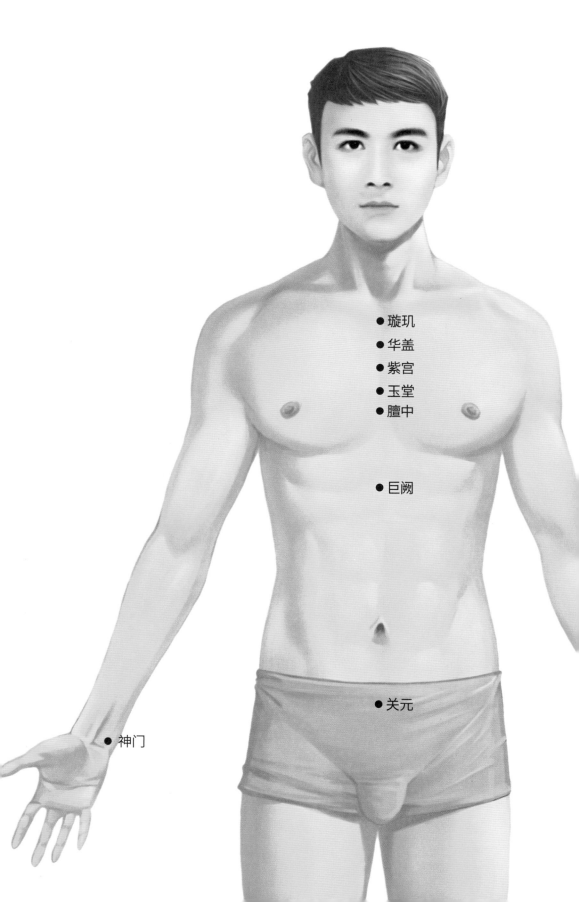

璇玑

华盖

紫宫

玉堂

膻中

巨阙

关元

神门

192 常揉巨阙膻中穴，胸中自有启明灯

"心窝要塞"名巨阙，心之宫门力卓绝。身体如车终日跑，此处加油节能耗。

心气平和正念生，自信方能百事通。常揉巨阙膻中穴，胸中自有启明灯。

193 耳穴管着全身各部

耳穴管着全身各部，牵一发能动全身。随时可用食指肚在耳郭的各个角落"走"一遍，如清扫一般。发现痛点便停下来，点一点，揉一揉，效果不容小觑。

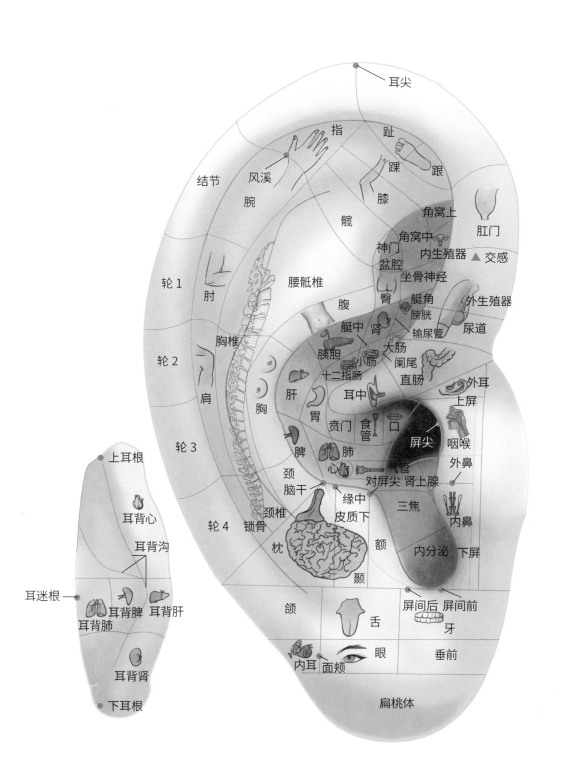

194 捏揉趾甲心结散，十指常敲自强身

井穴专治心下满，井穴都在脚趾边。捏揉趾甲心结散，气顺神安助睡眠。

十指连心开心窍，常敲桌面散心结。闭目深吸至鼻根，舌抵上腭津液生。保养心神随手做，不求他人自强身。

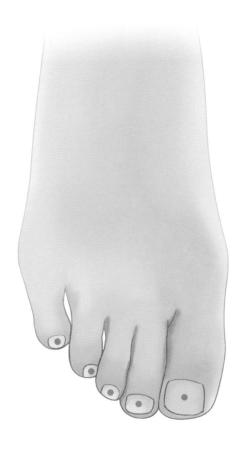

得道篇

不是被推动
而是被召唤

221 ~ 229

195 天下难事必作于易，
天下大事必作于细

天下难事必作于易，天下大事必作于细，不要为难自己，专心拼好每一块拼图，必能成就心中的蓝图。

有一件正事要做，你才会聚精会神，才会重整旗鼓，才会养精蓄锐，才会摒除闲杂琐事，才会自律自觉，郑重其事。

正事是一种力量，是吸引力，做正事不是被推动，而是被召唤。

> 想改变，却总一成不变；
>
> 想出离，却总深陷其中，这就是习惯。
>
> 能改变你不喜欢的习惯，是你最大的成功。

想改变环境，就改变自己的能量，你是大鱼，就不会养在池子里。

想改变自己不喜欢的生活，就改变生活的节奏。说话的节奏，走路的节奏，吃饭的节奏……早五分钟，晚五分钟，生活便大不相同。

不同的节奏，对应不同的能量，引来不同的人、不同的事、不同的生活。

节奏就是力量，"一鼓作气，再而衰，三而竭"，取胜全在节奏。

196 "人心惟危，道心惟微"

纠结烦恼的时候，

不要任不良情绪泛滥，沉溺其中，

而是要马上警醒，果断出离。

烦恼是混乱的状态，出离便是斩断的利剑。

"烦恼即菩提"，修炼就在其中。

飞来之箭易躲，无妄之灾难防。积富不如积福，养身不如养命。《诗经》说："永言配命，自求多福。"

生活急不得，急则心乱，心乱则一切都乱。想临事不急，就要早做准备。"人心惟危，道心惟微。"我认为这句话是说，人心，唯有到了危险的时候才着急；道心，始终能"见微知著，防微杜渐"，也就没有危险。

无为，是"随风潜入夜，润物细无声"。无为，正是天行健，大有作为。

孔子说："无可无不可。"这句话用在生活中，省心又省力。

孔子说："修己以敬。"对天、对人、对己、对事，都要有一颗恭敬心。

"子路，人告之以有过，则喜。禹闻善言，则拜。大舜有大焉，善与人同，舍己从人，乐取于人以为善。"学习古代贤圣的态度和胸怀，可以修身养德。

197 疾病是健康的动力，
弱小是强大的接引

痒时会抓痒，冷时会寒战，身体知道如何调理。静下心来，不急不躁，顺气是治病的先机。身体有三百六十五个穴位，各有其用。穴者，"神气之所游行出入也"，就像孙悟空身上的毫毛，是你随身的法宝。

> 温润和顺，是养生的秘诀；
>
> 针砭棒喝，是修身的良方。
>
> 善良亦有锋芒，大善就是大勇。

排寒，排出冷汗，同时莫名的恐惧也随之排出；调肝，调出浊气，同时无谓的怒气也顺势而发。养生调病，有时就像捅马蜂窝，要先有一个全面的认识和准备。

你曾经的抑郁、曾经的怨恨、曾经的委屈，都还尘封在你的身体里，积寒、老痰、宿便、浊气，还有更深层的瘀血，都是这些负面情绪的载体。当它们被挖出来的时候，你曾忘却的又都浮现出来，让你重新感受，然后释放出去。

198 养生是养一生，不是养一时

今天有了这个症状，明天就会有那个症状，按下葫芦起了瓢。症状就是影子，影随形而动，《黄帝内经》中说："治病必求于本。"治本之法，"无问其病，以平为期"。

病是命的影子，症是病的影子。观照生命的真相，回到"真"中，不住于相。

闪电已去，雷声方来；烦恼过后，头痛才生。看似两物，实则一体；身心同病，如影随形。

> 养生是养一生，不是养一时。
>
> 水滴石穿，绳锯木断，功在不舍。

199 读经典，应如赏花

从传统文化，如《道德经》《黄帝内经》中寻找生命的能量。看不懂，没关系，先看看，随意翻翻，开卷就有益。就算不能马上登堂入室，也可以先在门外散散步，看看花花草草，某一天，门自然就开了。

学习《黄帝内经》，可以一分钟一分钟地学——今天浏览一分钟目录，明天诵读一分钟经文，后天书写一分钟佳句……脑子里总装着一分钟的信息，细嚼慢咽，时时回味。

> 一分钟也能让心安定下来。
>
> 一分钟，因为短暂，所以总被忽略。
>
> 然而，它是人最大的财富，
>
> 珍视一分钟，什么事都可以做成。

读经，先通读，大概知道说了些什么，碰到不懂的，照样读过去，不必纠缠，不懂就不懂。各种版本，各种解释，众说纷纭，自古如此，法无高下，通通笑纳。

孔子说："述而不作，信而好古。"读经典如赏花，要细细品味它的美。

一家之言，一时之言。从右边看，对；从左边看，错。昨天错，今天对，明天对错不明。本无正方反方，胜了就是正方。

可以觉察，也可以觉而不察。

学经典，每日只学一句。

记住，记熟，能用。

"少则得，多则惑。"

学经典，要像子路那样"未之能行，唯恐有闻"。

200 睡觉养精神，吃饭长气血，读书吸能量，心定安五脏

> 勤能补拙，勤能生巧。
>
> 大巧若拙，非勤能补。
>
> 需静心息虑，能勤能不勤。

抄经最易静心，《黄帝内经》《道德经》《金刚经》……各种你喜欢的经典都可以。抄一篇、一段或一句都行，不用太多，越少越易得。

求道者，读《西游》；从政者，看《三国》；多情者，爱《红楼》；仗义者，赞《水浒》。四部经典，道德情义尽在其中。

你爱读的书，就是你的五脏喜欢的。

道德情义，皆是入道之门。悟道，养德，怡情，正义。

睡觉养精神，吃饭长气血，读书吸能量，心定安五脏。

法无好坏，法无高下，法无取舍。听谁的，都有一定的道理。

图书在版编目（CIP）数据

中里巴人极简养生法 / 中里巴人著 . -- 南昌：江
西科学技术出版社，2019.11（2022.7 重印）

ISBN 978-7-5390-6953-1

Ⅰ . ①中… Ⅱ . ①中… Ⅲ . ①养生（中医）－基本知识
Ⅳ . ① R212

中国版本图书馆 CIP 数据核字 (2019) 第 175251 号

国际互联网（Internet）地址：http://www.jxkjcbs.com
选题序号：ZK2018398　　　图书代码：B19187-105

监　　制 / 黄利　万夏
项目策划 / 设计制作 / 紫图图书 ZITO®
责任编辑 / 李玲玲　魏栋伟
特约编辑 / 马松　谭希彤
营销支持 / 曹莉丽

中里巴人极简养生法

中里巴人 / 著

出版发行	江西科学技术出版社	
社　　址	南昌市蓼洲街 2 号附 1 号　邮编 330009	
	电话:（0791）86623491　86639342（传真）	
印　　刷	艺堂印刷（天津）有限公司	
经　　销	各地新华书店	
开　　本	710 毫米 ×1000 毫米　1/16	
印　　张	15	
印　　数	38001–43000 册	
字　　数	110 千字	
版　　次	2019 年 11 月第 1 版	
	2022 年 7 月第 5 次印刷	
书　　号	ISBN 978-7-5390-6953-1	
定　　价	69.90 元	